医疗科普知识进社区丛书

避孕知识160问

（第2版）

主　编

邢淑敏　马丽媛

编著者

邢淑敏　马丽媛

吕佩瑾　郭肇姮　郭玉清

金盾出版社

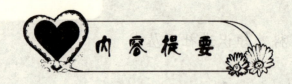

本书以问答形式，介绍了避孕一般知识，男性避孕方法，女性避孕方法，避孕方法的选择，人工终止妊娠和手术节育方法，以及避孕方法展望等。内容科学实用，通俗易懂，可供广大读者及社区医护人员阅读参考。

图书在版编目(CIP)数据

避孕知识160问/邢淑敏，马丽媛主编 . -- 第2版 . -- 北京：金盾出版社，2011.11

（医疗科普知识进社区丛书）

ISBN 978-7-5082-6629-9

Ⅰ.①避… Ⅱ.①邢…②马… Ⅲ.①避孕—问答 Ⅳ.①R169.41-44

中国版本图书馆 CIP 数据核字(2010)第 180430 号

金盾出版社出版、总发行

北京太平路 5 号(地铁万寿路站往南)

邮政编码：100036 电话：68214039 83219215

传真：68276683 网址：www.jdcbs.cn

封面印刷：北京蓝迪彩色印务有限公司

正文印刷：北京三木印刷有限公司

装订：北京三木印刷有限公司

各地新华书店经销

开本：850×1168 1/32 印张：6.25 字数：100 千字

2011 年 11 月第 2 版第 11 次印刷

印数：162 001～170 000 册 定价：15.00 元

前　言

　　《避孕知识130问》一书曾于1995年出版,先后印刷了10次,印数达16.2万册,说明该书对普及避孕知识起到了非常有益的作用,因而深受广大读者欢迎。鉴于该书出版至今已有15年之久,在此期间计划生育领域在科学理念及避孕方法等方面均有了长足的发展,本着以人为本和与时俱进的精神,笔者认真地对原书进行了修改和增订。修订后的《避孕知识160问》(第2版)一书,共分为6个部分,以问答形式介绍了避孕一般知识,男性避孕方法,女性避孕方法,避孕方法选择,人工终止妊娠和手术节育方法,以及避孕方法展望等。

　　本书内容通俗易懂,科学实用,与第一版一样,力求深入浅出,以清晰的结构予以说明,便于读者查找所需要了解的问题。新增添的避孕方法和医学新进展内容,为育龄男女对国内外相关信息的知情提供了更大的空间,为个性化地选择适宜的避孕方法提供了更多的思路。另外,书中介绍的避孕方法选择部分,更为读者具体操作提供了科学的指导。希望本书可使广大读者开卷受益,亦可提供社区医护人员临床参考。

作　者

目　录

一、避孕一般知识

1

二、男性避孕方法

三、女性避孕方法

四、避孕方法的选择

五、人工终止妊娠

六、避孕方法展望

一、避孕一般知识

1. 女性生殖器官的构造是什么样的?

女性生殖器官分为外生殖器及内生殖器两部分。

(1)女性外生殖器:女性外生殖器是在外阴部可见到的部分,包括阴阜、大小阴唇、阴蒂、阴道前庭、尿道口、阴道口、处女膜、前庭大腺及会阴部等,上起耻骨联合,下至会阴,两侧以两大腿内侧为界(图1)。

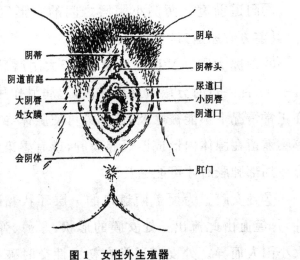

图1　女性外生殖器

①阴阜。为耻骨联合前方隆起的脂肪垫。青春期后开始长出阴毛，女性的阴毛分布呈倒三角形。

②大阴唇。为两大腿内侧一对纵行隆起的皮肤皱襞，起自阴阜，止于会阴。其内含有丰富的血管、神经，当阴部受创伤时，极易形成血肿。

③小阴唇。为大阴唇内侧一对粉红色的黏膜皱襞，神经末梢丰富，极为敏感。

④阴蒂。分为阴蒂头，左、右阴蒂体及阴蒂脚。阴蒂头为外露部分，位于两侧小阴唇顶端，被阴唇包皮及阴唇系带所包绕。阴蒂头神经末梢丰富，极为敏感，性兴奋时能勃起。

⑤阴道前庭。两侧小阴唇之间的菱形区为阴道前庭，其前方有尿道口，后方有阴道开口。

⑥前庭大腺。又称巴氏腺，位于大阴唇后部，左、右各一个，性兴奋时分泌黄白色黏液，起润滑作用。该腺体在正常情况下不能被触及，遇感染可使腺体导管闭塞，分泌物潴留在腺体内形成巴氏腺囊肿，或有感染形成脓肿，导致局部肿胀时才可能触及。

⑦处女膜。为覆盖阴道口的一层环状黏膜，中间有孔，月经血由此流出。处女膜的形状、厚薄、弹性及孔的大小因人而异。处女膜通常在初次性交时破裂，并可有少量出血及疼痛；未婚女子亦可因剧烈运动或外伤等原

因导致处女膜破裂。若处女膜孔较大且弹性好,即使在性交后仍可保持完整。

⑧会阴。为阴道与肛门之间的软组织,是构成盆底支撑组织的一部分。妊娠后此组织变软,伸展性大,有利于胎儿娩出。

(2)女性内生殖器:女性内生殖器位于骨盆腔内,包括阴道、子宫、输卵管及卵巢,后两者合称为子宫附件(图2)。

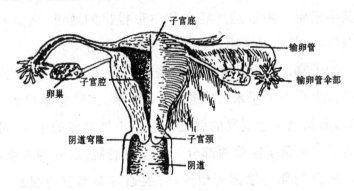

图 2 女性内生殖器

①阴道。是一个管状器官,长约 10 厘米,位于小骨盆下方中央,平时阴道前、后壁紧贴在一起。其上端与子宫颈相连,形成环状较宽大的阴道穹隆,分为前、后和左右两侧穹隆。阴道后穹隆与子宫直肠陷窝相对应,该处为腹腔最低点且组织较薄。经后穹隆穿刺抽吸腹腔液有助于某些疾病的诊断,如异位妊娠(宫外孕)破裂或流产、盆腔脓肿等;还可以经此处行输卵管结扎或盆腔脓肿引

流等手术。阴道壁由黏膜、肌层及纤维外膜 3 层组成。阴道前壁与膀胱、尿道相邻,后壁贴于直肠前方。阴道黏膜的上皮细胞受卵巢女性激素的影响而发生周期性变化,依阴道脱落细胞的种类及比例可以判定妇女体内雌激素、孕激素的水平,常用于诊断某些妇科疾病。此外,阴道黏膜的上皮细胞含有糖原,在阴道杆菌的作用下,糖原被分解成乳酸,使阴道内保持酸性环境,可防止致病菌在其中繁殖。阴道是月经血和白带排出的通道,又是性交器官,也是胎儿从阴道分娩时的必经之路。

②子宫。是由平滑肌组织构成的空腔脏器。成年妇女子宫大小为 7 厘米×5 厘米×3 厘米,宫腔容量约为 5 毫升,形状似一个倒置的扁梨。它位于骨盆腔的中央,可分为子宫体及子宫颈两部分。前方为膀胱,后方为直肠。子宫底部两侧与输卵管相连,宫腔通过输卵管与腹腔相通,宫腔向下通入子宫颈管而开口于阴道。子宫体前外侧有圆韧带、两侧有阔韧带,子宫颈上端两侧有强韧的主韧带,其后方有子宫骶骨韧带,后两者对维持子宫的正常位置至关重要。正常情况下,子宫的位置可因体位变动、膀胱及直肠的充盈而改变。当固定子宫的韧带受到损伤而松弛时,便会引起子宫脱垂。少数妇女子宫体极度前屈或后屈,在探测子宫腔、扩张子宫颈管、放置宫内节育器或刮宫时应特别注意,术前一定要查清子宫位置,以免

术中发生子宫穿孔。

子宫腔为一上宽下窄的倒三角形,宫腔深约 7 厘米。子宫体与子宫颈之间最狭窄的部分称子宫峡部,平时长约 1 厘米,在妊娠末期可长达 7～10 厘米,形成子宫下段,构成软产道的一部分。子宫下段剖宫产即经此处进行。

子宫壁分 3 层,黏膜层(子宫内膜)、肌层和浆膜层(腹膜层)。子宫内膜为软而光滑的粉红色黏膜组织,青春期后在卵巢激素的作用下,其表面的功能层发生周期性变化,而定期脱落形成月经;怀孕后的子宫内膜变成蜕膜,以利胚胎的种植和胎儿生长发育。

子宫肌层为子宫壁最厚的一层,由平滑肌及弹性纤维组成。未孕时,子宫收缩促使经血排出;分娩时,规律而强烈的子宫收缩,促使子宫颈口开大,迫使胎儿娩出。

子宫浆膜层是覆盖子宫表面的腹膜,该腹膜在子宫前方近子宫峡部反折覆盖膀胱,此处腹膜与子宫壁疏松结合,腹膜在子宫后方向下延伸覆盖子宫直肠窝,子宫两侧的腹膜形成阔韧带。

子宫颈是子宫下部较窄的部分,呈圆柱状伸入阴道。其下端中央开口处为子宫颈外口,未产女子宫颈外口近似圆形,已产者则变为大小不一的横裂。子宫颈管黏膜有许多腺体,能分泌黏液,呈碱性。妊娠后宫颈黏液栓堵塞子宫颈管,可防止上行感染。子宫颈阴道部是复层鳞状上皮,而子宫颈管内是柱状上皮,在子宫颈鳞状上皮与柱状上皮交界处是宫颈癌的好发部位。

③输卵管。是一对细长而弯曲的管子,长 8~14 厘米。其内侧端开口于子宫角,与子宫腔相通;外侧开口于腹腔,从内向外共分为 4 个部分:间质部,为输卵管位于子宫角肌壁内的部分,长约 1 厘米。峡部,从子宫壁向外伸展的部分,长 2~3 厘米。以上两部分的管腔内径较细。壶腹部,系峡部向外延伸膨大的部分,长 5~8 厘米,管壁薄,内径近端为 1~2 毫米,远端可达 1 厘米以上。伞部(伞端),为输卵管的最末端,因呈伞状而得名,开口于腹腔,长 1~1.5 厘米。伞部周缘有许多放射状不规则凸起,具有"拾卵"的作用。

输卵管壁由黏膜层、肌层和浆膜层组成。黏膜层上皮有纤毛细胞,其纤毛可以摆动;无纤毛细胞则有分泌作用。肌层平滑肌收缩可使输卵管由远端向近端蠕动,在纤毛细胞的纤毛摆动下,使卵子和受精卵向子宫腔方向运行。

输卵管摄取卵巢排出的卵子。精子和卵子在输卵管壶腹部结合成为受精卵,并经此管道被运送至宫腔。

④卵巢。是女性的性腺,呈扁椭圆形,位于子宫后下方,左右各一。成人卵巢的大小为 4 厘米×3 厘米×1 厘

米,呈灰白色,表面凹凸不平。卵巢的外端靠近输卵管的伞端与骨盆漏斗韧带相连(内有卵巢的血管及神经),内端以卵巢固有韧带与子宫角相连,后缘游离,前缘由卵巢系膜与子宫阔韧带相连。来自骨盆漏斗韧带的卵巢动、静脉经卵巢系膜入卵巢门,再进入卵巢实质。

卵巢组织分为皮质和髓质两部分。皮质在外层,卵巢皮质内有数万乃至二三十万的始基卵泡(依年龄不同而异)及不同发育阶段的卵泡,在卵泡之间是致密结缔组织。髓质在卵巢中心部,含有疏松结缔组织,丰富的血管、淋巴和神经。卵巢的全部结缔组织统称为卵巢间质。

在垂体促性腺激素的作用下,卵巢内的卵泡周期性地发育、成熟并排出卵子;分泌雌、孕等激素,促使女性生殖器官发育成熟,并维持女性第二性征及生殖功能。

2. 男性生殖器官的构造是什么样的?

男性生殖器官也分为外生殖器及内生殖器两部分。外生殖器有阴囊和阴茎;内生殖器有睾丸、附睾、输精管及副性腺包括精囊腺、前列腺等(图 3)。

(1)男性外生殖器

①阴囊。为外阴部容纳睾丸的皮肤囊袋,色素沉着明显,薄而柔软,中间有一隔将其分为左右二室,各容纳

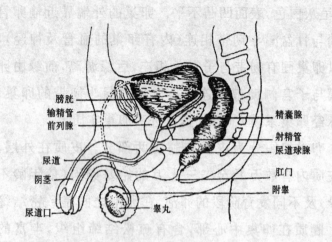

膀胱
输精管
前列腺
尿道
阴茎
尿道口
精囊腺
射精管
尿道球腺
肛门
附睾
睾丸

图 3　男性生殖器

左右睾丸、附睾及精索(含输精管,睾丸动、静脉,淋巴及神经)。阴囊皮肤下面有一层很薄的肌肉,可以控制阴囊壁的舒张和收缩,并与其丰富的汗腺一起调节阴囊的温度,使其略低于体温,以利于精子的生成及贮存。

　　②阴茎。为一圆柱状器官,平时柔软,位于阴囊前面。它由 3 个能勃起的长柱状海绵体、外包筋膜和皮肤构成。位于阴茎背侧的称为阴茎海绵体,左右各一并列;腹侧有尿道通过的称为尿道海绵体。通常将阴茎分为根、体及头 3 个部分。阴茎头为尿道海绵体末端膨大部分,又称龟头,顶端有尿道开口,覆盖龟头的皮肤可以翻上去,叫做包皮。成人阴茎的平均长度为 7～10 厘米,性兴奋时阴茎勃起长度可增加 1 倍。阴茎为男子的性交器

官,具有排尿和射精的作用。

③尿道。男性尿道是一条较细的管道,全长约 12 厘米,内口连着膀胱,外口在阴茎的龟头上。输精管、精囊腺及前列腺等均开口于尿道,是排尿及排精的通道。

(2)男性内生殖器

①睾丸。是男性的性腺,位于阴囊内,左右各一,是产生精子、分泌雄激素的场所。雄激素可以促进男性生殖器官发育,维持男性第二性征,如长胡须和性功能,并能促进精子生成。

②附睾。位于睾丸后上方,左右各一,形状扁平。睾丸内的许多曲细精管汇合成十余条输出管盘旋迂回汇集成附睾头部,附睾体及尾部由长 4～6 厘米的弯曲细管盘绕而成。一端与睾丸的输出小管相连接,另一端与输精管相连。睾丸产生的精子通过曲细精管贮存在附睾内,并在此继续发育成熟。

③输精管。是一条细长的管道,左右各一,一端起于附睾,另一端开口于尿道,主要作用是输送精子。因为阴囊皮肤很薄,所以在阴囊上部,精索后内侧的一段输精管较易摸到,此处是行输精管结扎的部位。

④精囊腺、前列腺、尿道球腺。均是附属性腺,开口于尿道,所产生的弱碱性液体是精液的主要成分,约占90%,有利于精子的生存和活动。

3. 月经是怎样形成的？如何计算月经周期？

月经是由于卵巢激素周期性变化而引起的子宫内膜周期性脱落及出血所形成。

青春期后,卵巢功能在下丘脑-垂体分泌的激素作用下开始启动。垂体促卵泡激素促使卵泡生长、发育,并分泌雌激素。受雌激素的影响,子宫内膜增生变厚,呈增殖期变化。在雌激素与黄体生成素的协同作用下,卵泡发育成熟,排出卵子。排卵后的卵泡壁形成黄体,黄体细胞分泌雌、孕激素,二者协同作用使子宫内膜呈现分泌期变化。若卵子未受精,排卵后 10 日左右黄体开始萎缩,雌、孕激素水平迅速下降,子宫内膜失去激素的支持而坏死、脱落并出血,即通常所说的月经来潮。

月经第一次来潮称为月经初潮。初潮年龄大多在 13～15 岁之间,初潮的迟早受各种内外因素,如气候、遗传、个人体质、营养状况等的影响。出血的第一天为月经周期的开始,两次月经的第一天所间隔的时间称为月经周期,因此月经周期的计算应包括月经来潮的时间。正常月经周期为 24～38 天(亦有 21～35 天者),周期短于 24 天(或 21 天)为月经过频,长于 38 天(或 35 天)为月经稀发。

末次月经是指距就诊日最近的一次正常月经,应从出血第一天计算。但需注意,不要将不正常的阴道出血误认为是月经。

月经来潮的持续时间一般为4~8天,出血量在80毫升之内,通常第2~3天量多。月经血一般呈暗红色,不凝固,当出血多时也可能有血块,除血液外,还含有子宫内膜碎片、宫颈黏液及脱落的阴道上皮细胞。多数妇女月经期无明显症状,少数人可有轻度腰酸、腹胀、下坠感、便秘或腹泻等不适,一般不影响日常的工作与生活。

4. 自己能知道排卵的时间吗?

月经周期正常的妇女一般每月排卵1次,且排卵时间亦有规律。但月经周期不规律者或哺乳期妇女则排卵时间难以确定。预测排卵期可以帮助自己判断排卵的时间及规律,以掌握受孕的时间或采用避开围排卵期(受孕的危险期)性交的避孕方法。

准确预测自己的排卵期有以下方法:

(1)首先,对月经规律的妇女来说,可以根据月经周期进行推算,排卵期通常在下次来月经的前14天左右。如该妇女月经周期为28天,她的排卵期就应在月经周期的第14天左右,如该妇女的月经周期为40天,则她的排卵期就应在月经周期的第26天左右。根据精子、卵子的存活时间,一般在排卵期前、后有 10 天的时间易受孕(排卵的前 5 天,排卵日 1 天及排卵后 4 天),此期又称为受孕的危险期。

(2)其次,测定基础体温可准确地了解自己的排卵时间。基础体温测定是指经过 6~8 小时睡眠后,醒来未进行任何活动(如说话、进食或起床等)所测得的舌下体温。将所测得的体温逐日记录并连成曲线,称为基础体温曲线。因为排卵后黄体分泌孕激素能刺激体温中枢使体温升高,故有排卵者其月经周期前半期基础体温偏低,而后半期即排卵后的基础体温升高,一般两者温差可达 0.3℃~0.5℃,这种正常基础体温曲线称为双相型曲线(图 4)。若无排卵,则基础体温曲线无升高而呈单相型。

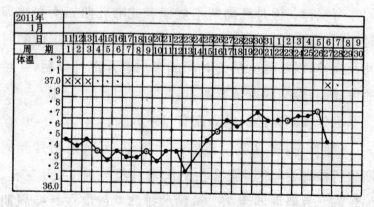

图 4　正常基础体温曲线

·表示体温　⊙表示性生活时间　×表示经期　量多时"×"　量少时"、"

排卵一般发生在基础体温转折处。测定基础体温可以了解有无排卵及黄体的功能,估计排卵日期等。要求患者掌握正确的测定方法。一般需连续测定 3 个月以上。若遇感冒发热,或应用孕激素等有影响体温变化的因素时,应在基础体温表上注明。

(3)再有是观察阴道分泌物的变化,亦可协助推测排卵期。阴道脱落上皮细胞及宫颈腺体分泌的黏液,即白带,受卵巢雌、孕激素的影响而发生周期性的变化。月经刚净时,白带量少;近排卵期时白带明显增多,稀薄透明如鸡蛋清样,黏性大,可拉成丝状而不断,如在显微镜下检查,可见到典型的羊齿状结晶;排卵后,白带变得混浊,量少,在显微镜下则可见到顺长轴排列的椭圆体。

5. 什么是正常精液?采取精液时应注意什么?

(1)正常精液为灰白色,稍黏稠,呈弱碱性,主要由精子和精浆组成。

精子由睾丸产生,在附睾内发育成熟,再经过输精管、射精管,由尿道排出。

精浆是精囊腺、前列腺、尿道球腺、尿道旁腺及附睾等所分泌液体的混合物,占精液体积的 90% 以上,含多种成分,如果糖、氨基酸、前列腺素、无机盐类、酶类等,在射精时与精子一起排出,其弱碱性可以缓冲女性生殖道的酸性环境,有利于精子的存活、运动和供给能量。

正常情况下,一次的排精量为2～6毫升,每毫升精液中的精子数为2 000万或以上。正常形态的精子及精子存活率均应在70%以上,a级活动精子＞25%,a＋b级活动的精子＞50%。刚射出的精液呈黏稠的胶冻状,一般在30分钟内液化,液化中的精子才能充分发挥活动能力,精子依靠尾部的摆动和延纵轴的旋转向前运动。若不按时液化,常见于副性腺炎症。

正常精子形态如蝌蚪状,前端膨大为头,其后为颈,颈后连接一个长尾巴。畸形精子包括头、体、尾形态的变异或为头体混合畸形,常见如大头(尾)、小头、无头或双头(尾)等。

精子进入女性生殖道后,90%的精子在阴道中约2小时内死亡,一般存活时间不超过8小时。性交15分钟后精子即进入子宫腔、输卵管。精子在输卵管内可存活1～3天,故性交后1～3天仍可能使卵子受精。

(2)精液检查是鉴定男子生育力的一项重要手段。为了增加其准确性,除精液检查时应仔细外,还应注意采集精液的时间和方法。采集精液时应注意:①在采集精液前3～7天内避免性生活,包括无遗精及手淫。②用手淫法收集全部精液并放入清洁干燥的玻璃瓶或避孕套内,若天气寒冷时应放在贴身衣袋内保暖,在 1 小时内送至医院检查;若能在医院里采取最好。③不能仅凭 1 次检查结果作出判断,当精液检查不正常时,应再复查后方可作出判断。

在检查精液的同时,还应对受检者进行生殖器的大体检查,以综合判断其性功能状况。

6. 什么是怀孕? 怀孕的基本原理是什么?

卵子受精形成受精卵并在子宫腔内种植、生长、发育而形成胎儿,这个过程叫做怀孕。

卵子受精是怀孕的开始,胚胎、胎儿在母体内经历约 265 天的生长、发育,胎儿及胎盘的娩出是整个怀孕的结束。受孕是一个复杂的生理过程,只有掌握这一过程的知识才可能找到科学地控制人类生育的方法和途径。

怀孕的过程:性交时,男子的精液射入女子的阴道。若恰逢排卵期,由于卵巢雌激素的作用,宫颈口松弛,宫颈黏液稀薄呈碱性,精子易于穿透而进入宫腔;性交刺激引起子宫收缩及输卵管蠕动,从而加速精子的运行;输卵管肌层的蠕动,黏膜上皮细胞纤毛的摆动及输卵管液的流动,致使精子由宫腔向输卵管壶腹部运行。精子在子宫、输卵管内运行,经过形态、生理、生化的改变,使精子获得了受精能力,这个过程称为精子的获能。

　　卵巢排卵后,卵泡液带着卵子缓慢流出至腹腔内输卵管伞端附近,借助于输卵管的"拾卵"作用,卵子很快被摄入输卵管。精、卵在输卵管壶腹部会合,获能的精子释放出多种水解酶,从而得以穿透卵细胞外围的透明带而进入卵细胞内。通过精、卵细胞核的融合形成受精卵,又称孕卵,它标志着一个新生命的开始。受精卵中,来自父、母双方的各23条染色体结合成为46条(23对)染色体,这样新个体便携带着父母双方的全部遗传信息。上述这一过程称为受精。

　　卵子在受精后24小时开始进行细胞分裂,同时在输卵管的蠕动下被送往子宫腔。受精后第3天,受精卵分裂成为12~16个细胞组成的实心细胞团,又称桑葚胚。受精后第4天,桑葚胚进入宫腔并继续进行细胞分裂,体积增大,出现腔隙及细胞液,称为囊胚或胚泡。在受精后第7~8天,胚泡的透明带消失而进入子宫内膜,即孕卵植入或着床。此过程需要1周左右。孕卵着床的部位多在子宫腔上部的后壁,其次为前壁或侧壁。胚泡着床后,细胞继续进行分裂、增殖、分化,最终发育成胎儿。

7. 早孕有什么表现?

　　有正常性生活而又未避孕的生育年龄妇女,平时月经规律,突然停经往往提示可能是怀孕了。停经是生育年龄妇女怀孕最早及最重要的征兆。但要排除由于气候或环境的变化,精神过度紧张,过分劳累及服用避孕药等出现的停经现象。此外,哺乳期闭经的妇女若不避孕亦可能在此期间怀孕。少数妇女在相当于前次月经来潮的时间出现阴道少量出血,色淡或暗,持续时间长短不一,亦有可能是怀孕。多数妇女在停经 40 天左右出现食欲下降、挑食、厌油腻、恶心、呕吐、腹胀、便秘、头晕、乏力、畏寒、嗜睡等早孕反应,呕吐重者可出现口干、皮肤干燥等脱水现象。怀孕 2～3 个月,因增大的子宫压迫膀胱,孕妇往往出现尿频。

怀孕后,在雌、孕激素的共同作用下,乳房增大、胀痛,乳头、乳晕色素加深。哺乳期妇女一旦怀孕,乳汁的分泌量会逐渐减少。

上述现象均系早孕的表现,但有少数怀孕妇女可以没有明显的早孕反应。

8. 如何确定怀孕了?

生育年龄的妇女在停经以后,除有早孕反应可供自我判断外,最好是去医院做进一步的检查确诊。

(1)妇科检查:早孕妇女的阴道壁及子宫颈变软,并着色而呈紫蓝色。由于停经时间的不同,子宫可出现不同程度的增大变软,一般在停经 5 周后即可有此表现。

妊娠8周左右,部分妇女的子宫峡部变得极为柔软,检查时感到宫颈与宫体似不相连,这种现象称为海格征,是早孕的典型体征。妊娠12周后,子宫底超出盆腔便可在下腹部触及。

(2)妊娠试验:是确诊早期妊娠的重要辅助检查。妊娠后绒毛滋养层细胞分泌绒毛膜促性腺激素,检测血或尿中的激素水平即可作出诊断。目前应用最广的妊娠试验是早早孕快速检测试纸法。该法系定性试验,其优点是简便、快捷、灵敏度高,受孕7~10日即可测得,准确率近100%。孕妇可在家中自行检测。血绒毛膜促性腺激素测定可以准确的定量,有助于了解胚胎的发育是否符合规律。

(3)基础体温测定:坚持测量基础体温的妇女,排卵后基础体温持续在高水平达20天以上,即表明是怀孕了。

(4)孕激素试验:做孕激素试验,口服黄体酮200毫克,每晚1次,共5天或口服地屈孕酮10毫克,每日2次,共5天(准备要此胎时宜选用天然或最接近天然的孕激素,不用人工合成的孕激素),停药后1周内无撤退性出血则有怀孕可能,但要排除雌激素水平低落或宫颈管粘连。

(5)B型超声检查:妊娠5周即可能见到宫腔内妊娠

囊的无回声影像,妊娠7~8周可见到胎芽或胎儿心管的跳动。

妊娠3个月,下腹部可扪及宫底,并可听到胎心音;孕4个月后,孕妇多可感到胎动,腹部可触到胎体。

9. 什么是避孕?

避孕(避免怀孕)或节育(节制生育)是通过阻断受孕过程的不同环节,达到控制生育的目的。正常的受孕条件是女方必须按时排出成熟健康的卵子,男方要有足够数量的健康精子,并能将精液排入女方的阴道;阴道、子宫颈管、宫腔及输卵管要畅通,并在女方排卵期性交,受孕的机会才大;卵子受精后还需要有适合其生长发育的子宫腔内环境等。针对上述各个环节,如采用抗排卵、抗生精、阻止精子和卵子相遇、改变子宫腔内环境、阻止受精卵着床、使已着床的胚胎流产或终止妊娠等方法,均能达到避孕或节制生育的目的。

10. 怎样避孕? 避孕的原理是什么?

现将阻断受孕各环节的方法与机制分述如下。

(1)抗排卵:在下丘脑的控制下,垂体分泌促性腺激素作用于卵巢,卵泡才能周期性地发育成熟及排卵。目前,采用与雌激素配伍的强效孕激素来抑制下丘脑-垂体的功能,从而抑制排卵。常用的有各种女性短效、长效口服避孕药及避孕针,如国产短效口服避孕药1号、2号;进口的短效口服避孕药,如妈富隆、敏定偶、达英35及优思明等,以及长效避孕针——醋酸甲羟孕酮(狄波普维拉)避孕针等。

(2)抗生精:同样应用性激素(雄激素、雌激素)来抑制下丘脑-垂体的功能,继而抑制睾丸的精子生成。既往国内曾用棉酚,它主要是直接作用于睾丸的生精上皮,从而抑制精子的生成。由于可能导致永久性无精子,而不适用于避孕。某些物理方法,如通过微波、超声波等升高阴囊的温度而不利于精子的生成。精子是在睾丸内生成,在附睾内成熟,使用某些药物干扰精子在附睾内成熟,也能达到抗生精的目的。

(3)抗受精:通过阻止精、卵相遇,使精子和卵子失去结合的机会。常用的方法有避孕套、阴道隔膜、体外排精、安全期避孕及各种男女绝育手术等。此外,还可利用化学药物杀死精子或改变阴道或子宫颈的环境,使精子失去活力,以阻止其进入子宫腔,常用的方法有各种避孕栓剂、药膜、外用避孕药等。避孕药或避孕针剂的避孕机制之一,是使子宫颈黏液变稠,致精子不易进入宫腔与卵子相遇。

(4)抗着床:阻止受精卵在子宫内膜着床及生长发

育。受精卵着床需要胚泡的发育和子宫内膜改变同步化,若干扰、破坏胚泡的发育或子宫内膜蜕膜化的过程,即可达到抗着床的目的。受精卵进入宫腔要靠输卵管的蠕动运送,临床可用某些避孕药,如探亲避孕药来改变受精卵在输卵管内正常运行速度,使受精卵提前到达宫腔,而此时子宫内膜的情况尚不具备接受其着床的能力,从而干扰受精卵着床。

(5)改变子宫腔内环境:子宫腔内环境,一是指子宫内膜,二是宫腔液,二者起到保护胚泡,使之有利于着床及促进胚胎发育的作用。改变了子宫内膜的形态和功能或改变宫腔液的成分,均可阻碍受精卵着床。临床常用的宫内节育器、阴道避孕环和速效避孕药即是应用上述原理而达到避孕目的的。

(6)抗早孕:使已着床的胚泡或胚胎流产,这不是避孕,而是对避孕失败的一种补救措施。负压吸引人工流产的方法是抗早孕的常用措施之一。米非司酮配伍前列腺素也是当前临床普遍采用的另一种抗早孕方法,其原理是米非司酮在蜕膜中竞争结合孕激素受体,以致孕激素不能发挥其助孕作用,引起蜕膜变性坏死,诱发子宫收缩,导致胚胎流产或直接杀伤胚泡或胚胎,再加以米索前列醇促使子宫收缩和软化宫颈的作用,有助于胚胎排出。

(7)抗发育:中断胎儿在宫腔内发育,使之与其附属物排出体外,也是避孕失败的一种补救措施。如应用药物引产或钳刮术,诱发宫缩造成流产或直接取出胚胎、胎儿及其附属物;应用水囊、前列腺素等诱发子宫收缩以终止妊娠;应用药物如芫花、依沙吖啶(利凡诺)等使胎盘缺血坏死,释放前列腺素,引起子宫收缩而流产。

　　避孕或节育的措施有多种,临床上可根据不同避孕原理,因人而异地选择最佳的避孕方法,必要时不同的避孕方法还可以联合或交替使用,以达到最佳的避孕效果及避免不良反应。抗早孕或抗发育虽然也可以达到节制生育的目的,但对妇女身心都会带来损害,绝不可以此来替代避孕。

11. 什么是理想的避孕方法?

　　避孕方法必须具备下列条件方可使用。

　　(1)必须具有较为满意的避孕效果。

　　(2)所用药物或工具等对人体应无害(近期或远期),不影响肝、肾、心脏等主要脏器的功能,包括其正常的生理功能及无致癌的可能性。

　　(3)不影响正常的性功能。

　　(4)不影响胎儿的正常发育(因避孕失败而受孕时)。

　　(5)具有可逆性,一经停用,生育能力可迅速恢复。

　　(6)简便,易行。

简言之,理想的避孕方法应该是高效、安全、可逆及简便易行等。

12. 常用的避孕方法有哪些?

目前应用的避孕方法很多,有药物、工具、手术、安全期、体外排精避孕及免疫避孕等。根据使用途径不同,又可分为口服、注射、外用、皮下埋植、皮贴及手术等。避孕方法还有永久、长效和短效之分;就性别而言又有男用及女用之分。各种方法均有避孕效果,同时也有一定的不足之处。生育年龄妇女应根据自己的实际情况,在医生的指导下,选择最适合自己的避孕方法。

(1)药物:女用短效口服避孕药,国产的有避孕药1号、2号等,进口的有妈富隆、敏定偶、达英35、优思明等;长效口服避孕药,如复方左炔诺孕酮(复方左旋18-甲基炔诺酮)等;长效避孕针,如醋酸甲羟孕酮(狄波普维拉)避孕针等;避孕药缓释系统,如皮下埋植剂、曼月乐及阴道环等;探亲避孕药,如探亲避孕片Ⅰ号、53号探亲避孕药等;紧急避孕药,如毓婷、米非司酮,紧急避孕药仅限用于偶尔一次的无保护性生活或避孕失败。外用避孕药主要为杀精子剂,常用的有避孕药膜及避孕栓等。

(2)手术:宫内节育器分为惰性宫内节育器,它不释放任何活性物质,如单环形不锈钢金属环,目前已很少应用;活性宫内节育器,它载有铜或孕激素或其他药物等活性物质,常用的有 Tcu、吉妮及曼月乐等节育器。绝育手术为永久性措施,有女性输卵管结扎、输卵管粘堵术;男性输精管结扎、输精管粘堵或栓堵术等。

(3)工具:女用有阴道隔膜、子宫帽等;男用有避孕套等。

(4)其他方法:安全期避孕法、体外排精避孕法等,避孕效果很不稳定,不提倡作为常规的避孕措施。至于免疫避孕法,有抗透明带、抗精子及抗绒毛膜促性腺激素避孕疫苗等,目前仍处于研究阶段。

13. 什么是性生活和谐?

性是人的本能,性生活是夫妻共同生活的一项重要内容。美满和谐的性生活,可以增强夫妻之间的感情,使人精神愉快,精力充沛,反之则往往使家庭失去和睦。性生活和谐就是夫妻双方在性生活过程中都能得到满足和快感。

人类性活动是受大脑皮质和内分泌支配的。在性生活过程中,由于精神和肉体受到爱的刺激和接触,引起性的兴奋,其时间长短不一。男性受到性刺激后,表现为阴茎勃起,阴囊皮肤变平、睾丸向会阴方向提升等。女性表现为阴道分泌物增多、滑润,大阴唇伸展,阴蒂增大,子宫颈和子宫提升,阴道变深,乳头勃起等。在此过程中按其自然发展,丈夫首先要体贴、关怀和爱抚妻子,不能性急。性交前要耐心地与妻子交谈、亲吻,用抚摸和体肤接触来调动妻子的性感,待妻子进入兴奋状态时再进行性交。男性一般性高潮到来比女性早,丈夫要稍加等待,至妻子性高潮来临,表现出全身肌肉紧张、心跳及呼吸加快,子宫与肛门括约肌同时发生节律性收缩等。男性性高潮时,性器官开始发生一系列收缩,出现射精。射精后,丈夫对妻子仍需爱抚,待妻子性兴奋下降后再一起入睡。此时,作为妻子也要主动配合和热情鼓励,不能谈与爱无关的事,否则会影响性生活的和谐。

性生活不美满,表现为对性生活不感兴趣,这是比较常见的现象。一旦出现这种情况,夫妻之间应相互体谅和鼓励,应更加亲热。若夫妻一方在事业上不顺或心情不快时,往往会使性高潮不能到来,这时千万不能相互责怪,更不能性急,而是需要相互帮助和鼓励,这样情况就会慢慢好转。此外,夫妻间的性生活还需要有一个相互适应的过程,并通过爱的体验来掌握性高潮到来时的需求,才能使双方在性生活中都感到满足,生活也就更加幸福。

性生活和谐还需要有一个良好的环境,即有一个清洁、安静、舒适、温馨的家。此外,夫妻对性生活要保持良好、稳定的情绪,性生活前双方可以交流有关爱情方面的事,这样就可以调动爱的情绪,使性生活逐步走向同步,从而达到满意的效果。

14. 避孕与性生活和谐有什么关系?

避孕方法的选择和性生活的关系是非常密切的,它因人而异,如果避孕方法选择得好,就会使性生活更加和谐。

(1)女用口服避孕药:口服避孕药在我国应用已有近50年的历史。它服用简便,效果好,避孕成功率达99%,只要按照规定去服用,不良反应小。服用口服避孕药后的妇女不再担心怀孕,月经周期规律,经血量稍减少,从而心情愉快,增强了性欲,使夫妇之间的性生活更加和谐。

(2)宫内节育器:我国约有近半数的育龄妇女使用宫内节育器。该法使用简便、安全,是一种可靠、可逆的长效避孕措施,对性功能不会带来不良影响。不良反应是有些使用者可能出现经期延长、经血量增多,给性生活带来一定影响。若放有带尾丝的宫内节育器,尾丝过长或过短,性交时可能会刺痛丈夫的阴茎龟头,需要医生将尾丝的长度给以调整。

(3)阴道隔膜:如大小选择合适,它无损于性生活和谐。

(4)避孕套:它是目前我国育龄夫妇常用的避孕方法,选择超薄型,使用时配合避孕胶冻会增加性的快感。

(5)其他避孕方法:体外排精法对性功能有较大的影响。因为男方在性高潮时抽出阴茎,同时又担心有部分精液射入阴道,以致精神非常紧张,而女方往往又都不能达到性高潮,因此不提倡使用。

避孕方法与性生活和谐的关系密切,应根据具体情况选用适合双方的避孕方法,以期性生活更加和谐美满。

15. 避孕措施对性生活和谐有不利的影响吗?

避孕对性生活并无不利影响。但由于有些夫妇对避孕知识了解不够,也会发生下列一些情况:

(1)口服避孕药在我国应用已近 50 年,效果很好。可有的妇女怀疑一颗药吃进去了是否就能避孕或总担心药物对身体健康有不良影响或影响性功能等。于是有时就不按规定时间服药,甚至自作主张停服了,结果怀了孕又要去做人工流产,增加了不必要的痛苦。

(2)有些夫妻采用了避孕套或阴道隔膜避孕,总觉得在彼此生殖器之间有一层东西隔着,影响快感和亲切感,干脆就不用了,从而造成避孕失败。

(3)男、女绝育术是一种永久性的节育措施,阻断精子和卵子相遇而达到不怀孕的目的,对身体健康、内分泌、性功能等方面均无影响。但有些夫妇由于心理因素,总觉得是被阉割了,于是在术后出现一些症状,如性欲降低等,甚至当患睾丸炎、前列腺炎、头痛等与绝育术无关的病症也全归咎于它,这些都是由于对绝育术不理解所产生的。

(4)体外排精法是在性交近高潮时抽出阴茎,进行体外射精。长期下去易使丈夫患神经衰弱,夫妻往往对性生活不满意而影响性生活的和谐,也会影响夫妻感情。这种方法的避孕效果也不可靠,因此不提倡使用。

为了避免上述情况的发生,在选用避孕方法之前最好先向妇产科或泌尿科医生进行咨询。一旦采用了某种避孕方法,就要认真使用,否则会导致避孕失败或产生不良后果。只要心理上消除一切顾虑,避孕是不会给性生活带来任何消极影响的。

16. 不同条件下采用哪种避孕方法好?

我国各地区的医疗条件不尽相同,即使在同一地区,不同单位的医疗水平差异也很大;此外,育龄夫妇所受的教育、文化程度、对避孕知识掌握的程度不一;再加上旧的传统观念和环境影响等,都使得避孕成为一项具体细致而又复杂的工作。因此,需要根据不同地区、不同条件灵活地选用避孕方法。

大中城市、文化水平较高的地区,传统生育观念影响较小,避孕方法种类齐全,夫妇双方都愿意承担避孕的责任,各种避孕措施,如宫内节育器、避孕套、安全期避孕、外用避孕药、口服避孕药等,都容易推广使用。农村、牧区、矿区及边远地区等的交通及通讯设施较差,避孕药具不够齐全,如牧区居住分散,有些育龄夫妇不同意采用避孕方法,有些则不知如何采用。往往因避孕方法使用不当,又缺乏适当的补救措施而造成计划外生育。因此,对于这些地区的育龄妇女,除加强计划生育知识宣传外,还提倡采用长效、安全、可靠的避孕方法,如宫内节育器、皮下埋植等方法避孕。有了1~2个孩子的夫妇,在自愿的基础上,可以施行绝育手术,如男性输精管绝育术或女性输卵管绝育术。

二、男性避孕方法

17. 男性生育能力必须具备哪些条件?

男性生育能力必须具备以下几个基本条件。

(1)下丘脑-垂体-睾丸轴的功能正常:这样才能促使睾丸曲细精管上皮产生精子;促使睾丸的间质细胞分泌适量的雄激素,以维持男性第二性征及性功能。

(2)性腺功能正常:睾丸的曲细精管必须具有正常的生精功能,可持续产生足够数量的健康精子;间质细胞功能良好,能产生雄激素。

(3)具备精子生存的适宜环境,排精的路径畅通:精子生成后,经过睾丸,到达附睾、输精管及精囊等处,并将停留较长的时间,只有各个部位功能正常才能适宜于精子生存;此外,排出的路径畅通才能使精液正常射出。

(4)性功能正常:①遇到性刺激可以产生性欲。②外生殖器发育正常,产生性欲的同时阴茎勃起、坚硬,得以插入女方阴道而进行性交。③达到性高潮时,可以正常射精,使正常精液得以泄入女方阴道。

上述 4 个环节密不可分,每个环节均正常时才能维持男子的正常生育功能。

综上所述,要想达到节育的目的,必须是阻断上述某些环节,但又不能影响性功能。

18. 男性避孕方法有哪些?

对男性避孕方法的基本要求是简便、安全、有效、可逆,不影响性功能。

(1)抑制下丘脑-垂体-睾丸轴的功能:采用激素避孕法及免疫避孕法可抑制精子产生,但同时也将抑制内分泌功能,引起性功能障碍。目前,在此方面仍在继续研究中,尚无可供临床推广使用的理想药物。

(2)抑制睾丸生精上皮的功能:①物理方法。由于睾丸生精需在略低于体温的条件,因此采用微波、超声波或激光等方法,通过控制温度干扰生精作用,达到节育目的,而不影响性功能、身体健康及劳动能力,但尚无成熟产品问世。②药物。如棉酚曾在临床试用,确实能抑制生精,但由于有引起低钾血症及永久性无精子症的不良反应而限制了它的使用。

(3)阻断精子输出的通路:这是临床普遍应用的方法,实践证明它具有简便、有效、安全的优点,仅阻止精子排出,并不干扰性功能。常用的方法有输精管结扎术、输精管粘堵术及输精管栓堵术。

（4）屏障避孕法：采用避孕套,不影响睾丸生精作用及性功能,仅是将精液排入套中,而不泄入女方阴道内。

（5）精液排在阴道之外：①体外排精法。是在性高潮,即射精前抽出阴茎,将精液射在外面。②会阴尿道压迫法。是在射精前,用手指将会阴部的后尿道压向耻骨联合,使射出的精液不能自尿道排出,而逆流入膀胱。此类方法虽然简便,但因为在射精前的尿道分泌物中已有少量精子存在;此外,时间掌握稍有不当,仍可有部分精液泄入阴道,以致避孕效果不十分可靠;加之它们均不符合正常的生理过程,可能引起心理障碍或干扰性功能,故不提倡使用。

19. 什么是男用避孕套?

避孕套又名阴茎套或安全套,是一种男性避孕工具。在开始性交前将其套在阴茎上,直至性交结束时与阴茎一并自阴道抽出,这样性交过程中的副性腺分泌物及射出的精液便全部泄入套的顶端,而不进入女子阴道,从而达到避孕的目的。使用避孕套后,性交时两性生殖器不直接接触,还可以预防性传播疾病,这一点在性传播疾病较为普遍存在的今天,更具有重要意义。

最早的阴茎套是麻布制品,后又有鱼皮制品,随着工业生产的发展,19世纪中叶橡胶制品问世,使阴茎套的普及使用成为可能。1949 年制定的阴茎套规格,随着生产工艺的改进,质量不断提高,在弹性、厚度、外观或形态等方面均推陈出新,增强了避孕效果,大大提高了可接受性。

远在 14 世纪的中叶,阴茎套曾作为古埃及男子的一种饰品。16 世纪后,曾用阴茎套预防梅毒等性病的传播;较普及地用于避孕仅是近百年的事。现在,阴茎套成了人们乐于采用的避孕措施之一。

20. 避孕套有哪些种类?

众所周知,人们身体的高矮、胖瘦,手足的大小,在不同种族或个体间存在着较大的差异。生殖器官的发育也如此,男子阴茎的长短、粗细也各不相同。根据量体裁衣的原则,为适应不同个体的需要,避孕套也有多种规格。

(1)避孕套的型号:我国市售的避孕套依其直径大小,可分为 4 种型号,即大号(直径 35 毫米);中号(直径 33 毫米);小号(直径 31 毫米)及特小号(直径 29 毫米)。使用较为普遍的是中号。

(2)避孕套的厚度:随橡胶质量与生产工艺的提高,避孕套的厚度日趋变薄,而其弹性与坚度却有增无减。依厚度可将避孕套分为普通型(厚度 0.04～0.07 毫米),超薄型(厚度 0.03 毫米)及薄型(厚度介于前两者之间),

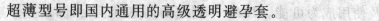

超薄型号即国内通用的高级透明避孕套。

(3)避孕套的外观：①普通型。为乳胶橡皮套,其顶端有贮精用的小囊,体部平滑。②异型。套的体部有1～4个狭窄段。③波纹型。体部制成多层波纹或花形。④颗粒型。套的表面均匀地附着乳胶颗粒。制作过程中可掺入香料,使其散发出各种清淡的花香味;若配以消炎药或性兴奋迟缓药,则可发挥消炎、延迟性交时间的目的。

使用者可根据个人及性伴侣的要求选用不同型号及外观的避孕套,既提高性生活质量,又保证避孕的效果。

21. 避孕套适合哪类人群使用？效果怎么样？

避孕套是一种屏障避孕法,仅阻断精子进入阴道,并不干扰下丘脑-垂体-睾丸轴的功能,不影响男性的生精、输精与射精,停止避孕即可生育。避孕失败对胎儿也无不良影响。用法得当,避孕效果可达95%或以上。

有些妇女由于身体原因不适合采用宫内节育器或服用避孕药,采用避孕套是个不错的办法。避孕套也适用于新婚夫妇及年龄较大的中年夫妇。对久别重逢的夫妇,使用避孕套也许并不现实。

22. 避孕套还有什么其他作用？

避孕套作为避孕工具使用简便,用法得当则避孕效果良好,无毒副作用,价格便宜,便于推广。此外,避孕套还有以下的作用。

(1)预防性病及性传播疾病:使用避孕套可避免两性生殖器的直接接触,从而可以避免梅毒、淋病、尖锐湿疣或艾滋病等的传播。

(2)治疗某些免疫性不孕:有些不孕妇女体内存在抗精子抗体,抗体致使进入宫颈黏液中的精子凝集或制动,使其不能上行进入子宫腔从而导致不孕。如采用避孕套避孕3～6个月,暂时阻断与精液的直接接触,当抗精子抗体滴度下降后停用避孕套,可以在短期内受孕。

(3)辅助治疗某些男子性功能障碍:男子患早泄者,采用避孕套可降低龟头兴奋性,有助于延长性交时间。

(4)其他作用:阻断丈夫包皮垢或携带的高危型人乳头瘤病毒与子宫颈的接触,有助于减少宫颈癌的发生。但这并不是积极的措施,治疗包茎、包皮过长及阴茎上皮内癌变,注意外阴卫生才是根本的方法。此外,有极个别的妇女对其丈夫精液过敏,性交时采用避孕套可防止发生过敏反应。

23. 避孕套使用中常存在哪些问题?

避孕套在使用中可能会出现下述的问题:

(1)用法不当可致性交过程中避孕套破裂或性交结

束时将避孕套遗留在阴道中,使精液流入阴道,从而导致避孕失败。

(2)少数人用避孕套后性感减弱。

(3)在住房拥挤的情况下,会给使用者带来不便。

(4)个别对橡胶过敏者不能使用。

24. 使用避孕套时应注意些什么?

使用避孕套的主要目的是避孕,其次是预防性传播疾病。欲达到上述目的,必须掌握正确的使用方法。

(1)必须持之以恒,每次性交自始至终都要戴避孕套,不可存侥幸心理。因为男性副性腺分泌物中存有精子,射精前即可进入阴道,并可致受孕,若仅在射精前才戴避孕套则避孕失败就不可避免了。为保证使用方便,最好将避孕套放置于床头或枕下等便于取到的地方。

(2)选戴型号要合适,避孕套过小不但用时有不适感,而且射精前易将套胀破;过大的套,在抽出阴茎时容易被遗留于阴道中,二者均是避孕失败的常见原因。

(3)戴套前,应将套的前端或小囊处的空气挤出,并在阴茎前端涂少许避孕胶冻,再将套戴在阴茎上直达根部。如此一方面可为射出的精液留出贮存的空间,以防将套胀破;另一方面可使套紧贴于阴茎,减少异物感,从而消除其对性快感的影响。

(4)女方阴道分泌物过少时,戴避孕套进出阴道,由于干涩,不但会引起女方疼痛,且易损坏避孕套。配合使用避孕胶冻可增加润滑作用,解除心理障碍,减少避孕套破裂及增强避孕效果。采用涂有硅油的透明超薄型避孕套,其本身即有润滑作用,不影响性感觉,因此不必使用避孕胶冻。

(5)射精完毕,在阴茎勃起未完全消退时,应用一手捏住套的上口,与阴茎一并抽出,避免将套遗留于阴道内,以致精液泄入阴道,导致受孕。事后应仔细检查避孕套有无破裂;发现破裂时,要采取补救措施。

25. 如何选购及保管避孕套?

(1)选购避孕套的原则:①根据阴茎勃起后的长度和粗细程度,选用合适的型号。②优质的超薄型避孕套最好,可保证避孕效果,也不致削弱性感觉;波纹型或颗粒型避孕套可增加摩擦力,增强性感觉。③根据双方的心理状态及具体情况可选择不同颜色、香型或释放药物的避孕套。④避孕套均为橡胶制品,购买时应注意有效期限,过期后橡胶老化、变质,可影响避孕效果。建议一次购买量不要过多;过期产品不要再用。

(2)避孕套的保管:①购得的避孕套最好再仔细复查有无漏气,然后卷好保存(图5)。②应将避孕套保存在干燥、凉爽处,避免接触油类。③若需重复使用时,应在用后以水清洗干净、晾干,检查确系完整的,涂以滑石粉保存。涂有硅油的透明超薄型避孕套为一次性使用,不能保存。

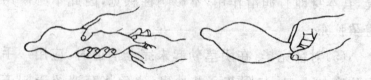

图5　避孕套检查法

26. 使用避孕套失误该怎么办?

避孕套使用中的失误,主要指那些按常规方法使用,但在房事后发现避孕套破裂,或不慎将其遗留于女方阴道中,致使精液泄入阴道。遇此情况应积极采取补救措施以防止受孕。

(1)清除阴道内精液及杀灭残存精子:刚射出的精液为胶冻样,精子在其中的活动范围也较小,女方立即坐起可促使大部分精液流出;还可用温开水清洗外阴、阴道,用温开水灌洗阴道可更有效地冲出遗留的精液,若用2%食醋溶液灌洗效果更好,因精子在酸性的环境中不易生存。除上述的物理、化学方法外,还可将含杀精子药的避孕胶冻挤入阴道,协助杀灭残存的精子。

(2)干扰受精卵着床：上述消除及杀灭残存精子的措施并不能保证百分之百的成功，配合使用以下任一手段阻断受孕仍有必要。①性交后 120 小时内，放置含铜的宫内节育器，以改变子宫腔内环境。即便受孕，孕卵发育 1 周左右方具有着床能力，此时宫腔内环境已不适合其种植而发生极早期的流产。此法适用于无使用宫内节育器禁忌证者。②紧急避孕药，如毓婷 0.75 毫克/片，2 片顿服；或米非司酮 10～25 毫克顿服。③53 号探亲避孕药片，每片含双炔失碳酯 7.5 毫克，咖啡因 30 毫克及维生素 B_6 30 毫克，为肠溶片。性交后立即服 1 片，次晨加服 1 片，以后每日 1 片，至少需连服 8～12 日，其抗着床效率达 99.5%。该药对肝脏功能及慢性疾病无大影响，只是服药后，该月月经可能后延，还可能出现口服避孕药的不良反应。可试用左炔诺孕酮(左旋18-甲基炔诺酮)探亲片，每日 1 片，连用 14 日。④在预计下次月经来潮前 4～10 日，可采用米非司酮、米索进行催经止孕(详见第 135 问)。

上述紧急避孕措施虽然可以防止大多数的妊娠，但仍有少数失败者。

(3)月经逾期未来应及时检查，确定是否妊娠，以便不失时机地采取简便方法终止妊娠。

27. 男用避孕药的作用原理是什么？

近年来，对男用避孕药进行了许多研究。这类避孕药一般均是通过抑制精子的生成,降低精子的数量,达到少精子甚或无精子而不能受孕。

要了解男用避孕药作用机制,首先要了解精子的生成过程。睾丸中曲细精管管壁被覆 5～8 层细胞,含支持细胞与生精细胞,又称为生精上皮。支持细胞排列在曲细精管的基底膜上,顶端伸向管腔,有支持、营养、保护各级生精细胞的作用,可能还兼有调节间质细胞的功能;生精细胞不断增殖、分化,从精原细胞、初级精母细胞、次级精母细胞、精子细胞,最终形成精子,依次自基底部向管腔方向逐层排列。每个初级精母细胞可以分裂为 4 个精子细胞,它附着于支持细胞顶端的凹窝中获取营养,并经历变态成熟过程,发育为精子。生精是个连续的过程,如同无休止的接力赛,时时刻刻有精子产生,每日形成的精子可达数亿。发育完善的精子随睾丸液进入附睾。生精过程主要受下丘脑、垂体及睾丸激素的参与和调节。

男用避孕药可以通过下述不同途径发挥作用。

(1)长期大量使用促性腺激素释放激素,导致垂体促性腺激素(促卵泡激素及促黄体生成素)分泌减少而抑制生精作用。

(2)采用促卵泡激素及促黄体生成素的相应抗体,阻断该两种激素的作用。由于这两种激素具有相同的 α 亚单位,且与促甲状腺素的 α 亚单位相同,因此抗体作用不能专一地对抗该两种激素,还可能引起其他不良反应。

(3)使用甾体激素,如睾酮,或与孕激素联合使用,通过负反馈,抑制垂体分泌促性腺激素而抑制睾丸的生精作用。庚酸睾酮定期注射可达到抗生育作用,停药后可以恢复,是一种有希望的男用避孕药。

上述药物均通过抑制下丘脑-垂体-睾丸轴而干扰生精过程。药物价格昂贵,使用不便,且同时抑制睾丸间质细胞的功能,以致睾酮水平下降,出现性欲减低或性功能障碍,因此仍需进一步研究解决。其中睾酮虽也抑制了间质细胞的功能,由于其本身有替代作用,故不影响性功能,有较好的使用前景。

(4)选择性抑制生精上皮的药物——棉酚,是我国学者首先发现它的抗生育作用,并在国内进行了大量研究及临床试验。结果表明,它是一种价格便宜,使用简单的男性口服避孕药,但存在一定不良反应,如引起低钾血症或永久性无精子症。

无论哪种男用避孕药均有类似的缺点,即起效慢,这是由于上述药物对已生成的精子无杀灭作用;而且因为生精过程需要一定的时间,停药后,生育功能的恢复也慢。迄今为止,尚无理想的可供临床应用的男性避孕药。

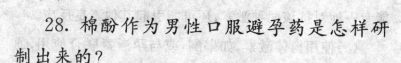

28. 棉酚作为男性口服避孕药是怎样研制出来的？

在上世纪50年代，我国学者首先报道了粗制棉籽油的避孕作用。60年代，在山东、山西、河北、湖南、湖北、江苏等省进行了大规模的调查，确实发现使用粗制棉籽油作为食用油的人群中，男子不育的发生率高，从而为进一步研究其抗生育作用提供了线索。70年代，随着计划生育工作的深入开展，对其进行了大量实验室研究，并分离、纯化出其中的有效成分即棉酚，相继人工合成了醋酸棉酚及甲酸棉酚等。此项发现与研究引起了国外学者的关注。在上述研究的基础上开始了临床试用，结果表明它是有实用价值的男性口服避孕药，抗生育率达99%以上。

棉酚抗生育作用的机制是抑制睾丸曲细精管的生精上皮，低剂量的药物即可产生作用，而且不影响睾丸间质细胞的功能，因此不影响性欲及性功能；对心、肝、肾及骨髓等重要器官也无明显毒性作用。

由于个体对棉酚的反应存在差异，用药后一部分人的曲细精管无明显损害，而少数人曲细精管明显萎缩，以致停药后生育功能不能恢复。此外，用药过程中肾脏排钾增多，易导致低钾血症。上述棉酚的不良反应阻碍了其推广使用,是需要研究解决的课题。

29. 棉酚作为男性口服避孕药的用法及其存在的问题是什么?

棉酚口服后,药物在体内的分布广泛。由于它难以通过血脑屏障及血生精小管屏障,以致在脑组织或睾丸内的浓度极低。而幸运的是:睾丸的生精上皮对药物的反应极敏感,因此在对一般组织不至于产生明显毒性作用的剂量下,即可起到抗生育的作用。且药物在体内的代谢缓慢,完全消除需要 20 天或更长,也就是说,它在体内有一定的积蓄作用。故开始时药物用量较大,需持续使用,待生效后可改用较小剂量维持。

(1)棉酚的用法:片剂,每片含 20 毫克。初起每日服 20~30 毫克,一般持续 60~80 日才能见效,通常药物起效的总量为 1~2 克,此后可改为每次 15~40 毫克,每周服 2 次维持。由于个体对药物反应的差异较大,用药过程中,特别是最初阶段应做好精液监测,根据精子计数情况调整用药剂量,以用最低的有效剂量为宜;通过监测还可确定其生效时间。

(2)棉酚使用中存在的主要问题:①低钾血症。棉酚可以促进肾脏组织合成前列腺素及抑制钾、钠三磷腺苷酶的活性,降低肾脏保钾的能力,从而导致低钾血症。使用中必须熟悉低钾血症的临床表现,及时发现与处理,以便杜绝不良后果,有条件者应定期监测血钾的水平。②永久性无精子症。棉酚可致生精上皮萎缩,然而个体间的差异很大,有些人用药后生精上皮的形态不发生明显变化;而少数人的生精上皮却明显萎缩。部分损害时仍可能恢复生育力,若全部受损则不能恢复而造成永久性不育。事先不能预测其发生;一旦发生又无有效的治疗方法。

上述不良反应是妨碍棉酚推广使用的主要原因,尚待进一步研究解决。

30. 棉酚在使用中有什么注意事项?

使用棉酚作为男性口服避孕药应注意以下几点。

(1)事先应向使用者交代棉酚的优缺点:将棉酚存在的问题及注意事项向使用者说明,以取得理解与配合。

(2)使用对象选择:①药物可能导致永久性无精子症,其发生又难以预测,故不能应用于新婚或尚无子女的夫妇。②药物可能引起低钾血症,在低钾饮食地区的居民,长期服用利尿药者,有胃肠道疾患、肌无力或周期性瘫痪等疾病的患者,均不应使用。

(3)用药过程中要注意:①做好精液监测,以确定个体的最宜药物剂量,从而减少其不良反应。在药物起效前必须做好避孕工作,防止受孕。②防治低钾血症。在服药的同时,口服氯化钾、枸橼酸钾或缓释钾均可,每次1克,每日2～3次,用水溶化后口服。了解低钾血症的临床表现,一旦发生能做到及时诊断与处理。若有条件定期监测血钾则最好。确诊低钾血症后,可根据血钾降低程度进行补充,如增加口服补钾量;或行静脉输液补钾,但一般氯化钾浓度应≤0.3克%,静滴速度不可太快。根据心电图、血钾水平及临床表现决定补充量。必须指出,禁忌含钾溶液直接静脉推注,以防导致高钾血症而引起心搏骤停。此外,对肾功能不全者补钾要格外慎重。

(4)预防永久性无精子症:无精子症尚无有效的治疗方法,预防其发生非常重要。建议连续用药时间不超过2年,停药后改用其他避孕方法,并观察精子计数恢复的情况。希望重复用药者,须待精子计数恢复正常后再用。

31. 什么是低钾血症? 它有什么表现?

钾、钠、钙、镁等是人体电解质中的重要阳离子。钾总量的98%存在于细胞内,其浓度约为150毫摩/升;仅有少量分布于细胞外液中,正常血清钾浓度为3.5～5.5毫摩/升。血钾正常水平对维持酶的活性、蛋白质及糖原代谢、细胞内外的渗透压平衡、酸碱平衡、神经肌肉的应激性及协调心肌活动等至关重要。当血清钾浓度低于生理值的低限时即为低钾血症。

(1)造成低钾血症的原因:①饮食中钾含量低或进食不足。钾含量丰富的食品有鱼、肉、禽蛋、动物内脏、豆类、瓜果等。②丢失过多,导致入不敷出,常见于频繁呕吐或肠液的丢失。③输入过多的葡萄糖,随糖原合成,血钾可转移至细胞内。④药物,如使用利尿药排出大量尿液时,钾随之排出;使用棉酚可降低肾脏保存钾的能力。临床多为综合性因素造成。

(2)低钾血症的临床表现:与钾丢失的速度及程度相关。①神经、肌肉应激性降低。表现为软弱无力,腱反射迟钝或消失;重者出现软瘫,呼吸肌受累时可引起呼吸困难。②胃肠症状。有口苦、恶心、呕吐,重者腹胀,甚至肠麻痹。③中枢神经系统症状。有烦躁不安、神志淡漠、嗜睡、神志不清或定向障碍等。④心血管系统。表现为张力减低、心脏扩大、血压下降、心电图出现异常 U 波等。

低钾血症对人体有上述多方面的影响,严重的低钾血症如未能得到及时的处置,将会危及生命。

32. 什么是输精管绝育术? 避孕效果如何?

输精管绝育术是一种男性永久性节育措施,通过输精管切断、结扎,或采用电凝、栓堵、化学药物等闭塞输精管的内腔,从而阻断精子的输出而达到避孕的目的。输精管位置表浅,不需开腹手术,操作简单安全,是一项可在门诊施行的小手术。手术仅闭塞输精管,对生精、射精或身体健康均无不良影响。

输精管绝育术的避孕效果与手术操作水平有密切关系,此外还与术后近期内的性生活指导有关。由于我国大力推广计划生育工作,对从事该项工作的医务人员进行培训,手术者的操作水平不断提高,输精管绝育术的失败率也随之下降,目前仅为1%左右,是节育效果最佳方法之一。

33. 输精管绝育术适用于哪些人? 哪些人不适合做输精管绝育术?

(1)适合输精管绝育术者:一般来说,已婚男子、夫妇双方同意并要求做输精管绝育术者,均可施行。主要适用于以下几种情况。①子女达到或超过了学龄的已婚夫妇,因屡次避孕失败,考虑施行人工流产术既影响工作,又对健康不利;或因女方患有某些内科病,如糖尿病,心、肝、肾等疾患不宜妊娠;女方避孕有困难,又不能做输卵管绝育术,双方有绝育要求,并同意由男方施行手术。②屡次分娩同类严重畸形的婴儿,并发现丈夫染色体异常或男方为严重遗传性疾病的患者,为阻断该类疾病在人群中的蔓延,经遗传咨询后,本人有所认识而要求施行绝育术者。③患有严重精索静脉曲张、腹股沟疝或睾丸鞘膜积液等疾病的男子进行手术治疗时,若已有子女者,别忘记征求其是否在术中同时行输精管绝育术,若有此要求亦可同时施行。

(2)不适合绝育术者:有下述情况之一者不宜施行输精管绝育术或需要推迟手术时间。①有出血倾向,容易并发出血或血肿者。②患有严重神经官能症,精神病或严重的急、慢性疾病者。③原有性功能障碍或夫妻性生活不和谐者。④对施行绝育手术有沉重的思想负担时,万不可勉强施行。⑤患有生殖系统炎症时,应治愈后再行手术;患阴囊皮肤炎症或湿疹等,亦应治愈后再行手术。

34. 输精管绝育术前应做哪些准备?

输精管绝育术虽是个小手术,但它关系到受术者的健康及其家庭幸福,故应慎重从事,操之不慎便可能引起不良后果,还会给计划生育工作带来不应有的损失。做好术前准备是保证手术成功的重要环节之一。

(1)受术者的准备:①手术前,应由专业人员向受术者及其家属详细介绍输精管绝育术的原理,各种绝育方法的特点,同时也应介绍手术可能发生的并发症及防治办法,以及受术者应注意的事项。这是一项细致的工作,通过交谈可以解答受术者存在的问题和解除不必要的顾虑,以取得密切配合,对预防术后产生的心理障碍有极大帮助。②受术者在术前 1 日应沐浴,并更换清洁内衣。③术前剃去阴毛,并用肥皂水、清水洗净阴囊部。

(2)手术者的准备:术者在施术前应对受术者详细询问病史,并亲自进行体格检查,以了解有无手术禁忌证;尤其是仔细检查阴囊及其内容物,估计手术的难易程度及可能发生的问题,以做到心中有数。

35. 什么是输精管结扎术?如何预防手术并发症?

输精管结扎术是输精管绝育术的一种。输精管比较表浅,通过皮肤可将其固定在阴囊两侧血管稀疏的部位,并在此处行浸润麻醉后,切开皮肤,提出并游离输精管,在稍远离附睾处剪断,切除约 0.8 厘米,分别结扎两个断端,并包埋;检查无出血再缝合皮肤。手术简单、安全,只要严格遵照无菌技术及手术操作规程认真地进行,术后并发症极少发生。常见的并发症有出血、感染、痛性结节及附睾淤积症等。这些并发症的发生有共性的因素,若能做好以下几方面的工作,在很大程度上可以预防。

(1)严格掌握手术的适应证与禁忌证:①凡有凝血障

碍或出血倾向者不应施行手术,以免发生出血或血肿。②有生殖道炎症者应先治愈后再手术,以减少术后感染的发生。

(2)做好术前清洁工作及手术野皮肤消毒:术中严格无菌操作,可有效地降低感染率及因感染引起的组织粘连等后果。

(3)熟悉阴囊、睾丸的局部解剖:阴囊、精索等处有丰富的静脉丛,且局部组织疏松,术中损伤血管或止血不彻底均可引起出血、血肿,且易继发感染。手术操作要仔细、轻柔,以减少过多组织损伤或出血。输精管剥离及切除的长度要适当,结扎时避免带入其他组织,结扎线的松紧、粗细要适度,少留线头,以减少局部组织反应及粘连发生。在结扎附睾端的输精管时要留出一段距离,以容贮睾丸液及附睾液。

(4)术后注意事项:术后观察 2 小时,回家按规定休息 1 周,2 周内应避免重体力劳动、剧烈运动或性生活。

36. 什么是输精管粘堵术?

输精管粘堵术是一种向输精管内注射药物的绝育方法。实践证明它是一种安全、有效、便于推广的绝育方法。

注射的药物是含苯酚 504 的混合剂。将一定量的药液准确无误地注入输精管的某一部位,致使局部发生无菌性炎症,终致形成瘢痕,阻塞管腔,从而使精子不能通过。此手术较输精管结扎术更为简便,两者的适应证及禁忌证也相似。由于严重的精索静脉曲张、鞘膜积液、腹股沟疝或输精管、精索粘连等会给输精管穿刺带来困难,故该类患者不宜施行此术。

手术成功的关键取决于正确的输精管穿刺,若穿刺失误,将药物注在管外,不但导致手术失败,还会引起局部炎症而造成粘连。即便是很有经验的医师操作也不容一点疏忽大意,必须严格遵照操作规程,确定穿刺是否真正成功。鉴别的方法有以下 3 种:①精囊灌注试验。向左侧、右侧输精管精囊端分别注入亚甲蓝或刚果红,穿刺成功者,2 种染料会合排出棕色尿液;若尿呈蓝色表明左侧穿刺失败;尿呈红色则为右侧失败。②精囊灌注 1% 普鲁卡因 5 毫升(无普鲁卡因过敏者)。灌注后受术者即刻有尿意,且注射局部皮肤无肿胀,表明穿刺成功,但需左、右侧分别灌注。③输精管精囊端加压注气试验。针管先抽吸无回血时,注入空气 2 毫升,受术者有强烈尿意,注射处无皮下气肿,表明穿刺成功,也需分别检测左、右两侧。

通常注入粘堵剂的量为 0.01 毫升。注射时,让助手将药液阻断于输精管穿刺点至针尖前端 0.5 厘米的范围,如此则药液凝固于约 1.5 厘米长的管腔内,日后若需施行输精管再通术时,仍可保留有足够长度的正常输精管。拔针后,在穿刺处要加压 3～5 分钟,以防药液外溢形成痛性结节。

手术后的注意事项与输精管结扎术相同。由于不切开阴囊皮肤及剥离、剪断、结扎输精管,故术后发生出血、血肿或痛性结节的机会减少,但感染或附睾淤积症等并发症仍可能发生。

37. 什么是输精管可复性栓堵术?

输精管可复性栓堵术是输精管绝育术的一种,与输精管粘堵术同属于输精管内注射药物的绝育方法。其适应证、禁忌证、操作步骤,以及术前、术后注意事项基本与输精管粘堵术相同,只是注射的药物不同。粘堵术注射的药物含苯酚,它具有腐蚀性,通过引起输精管局部的无菌性炎症导致管腔粘连、闭塞,精子不能通过;而栓堵术注入的药物是聚醚型聚氨酯弹性体液体,注入输精管后迅速凝固,形成弹性栓子,仅起到机械闭塞输精管的作用。后者的优点是一旦需要恢复生育功能只要将栓子取出,即可达到输精管复通的目的,与输精管结扎术或粘堵术相比更为方便。

输精管可复性栓堵术在理论上讲有其优越性,但在临床实际应用中仍然存在一些问题,对其避孕效果及复孕率等也存有争议。

38. 什么是精囊灌注？有什么作用？

在输精管绝育术后,无论采用结扎术、粘堵术或栓堵术,近端输精管或精囊中的残留精子可存留长达 6 个月之久,术后 3～4 个月内仍可具有生育能力,还需采用避孕措施,通常需排精 10 次以上,个别需要 20～30 次以上,才能清除遗留的精子而产生节育效果。1958 年,吴阶平教授首先在输精管绝育术中采用精囊灌注法,以缩短输精管绝育术后的生效时间,即向输精管的近端灌注杀精子药液 0.01% 的醋酸苯汞,并收到了预期的效果,此后在临床上广泛地进行了研究与观察。采用的杀精子药除 0.01% 醋酸苯汞外,还有 10% 维生素 C、1% 普鲁卡因等；也有推崇采用 1/3 000 苯扎氯铵溶液(新洁尔灭)4 毫升,分别缓慢、匀速灌注于左、右两侧精囊,认为它是行之有效较为理想的药物,因它除具有较好的杀精子作用外,还具有刺激性小的优点和一定的杀菌作用。

精囊灌注的注意事项是所用药液必须严格灭菌,注射过程也应遵循无菌操作,以防止发生副性腺感染。

精囊灌注后,个别病例在术后短期内可发生血精数次,一般不伴其他症状,也无需特殊处理。虽然施行精囊灌注法可杀灭残存精子,但术后仍需进行精液监测,直至无活动精子时才可以停止避孕。

39. 输精管绝育术后应注意些什么?

输精管绝育术无论采用结扎术、粘堵术或栓堵术,术后均可能发生一些不适,故在术前即向受术者交代清楚,使其心中有数,从而取得密切配合。一般术后出现一些暂时性问题常会逐渐消失,受术者思想上不必有过多的顾虑;而有些异常情况则应及时就诊,及早解决。

(1)术后应遵循医嘱进行观察:输精管粘堵术或栓堵术一般观察 1 小时,而输精管结扎术需要观察 2 小时。经检查手术局部无肿胀或出血时,才可离去。

(2)术后休息时间及随诊:一般休息 1 周,15 日内忌房事,避免重体力劳动和剧烈运动,如骑车、打球、赛跑、挑担等。需遵医嘱服用抗生素,若发现伤口出血,阴囊胀痛、肿大或淤血,及发热等异常情况,应及时就诊。伤口轻度疼痛则为正常现象。

(3)术后避孕:未做精囊灌注者,术后精子可残留长达 4~6 个月之久,故仍应坚持避孕,可每 1~2 个月监测精液 1 次,直到确认无精子时方可停止避孕。即使曾行精囊灌注者,术后也应监测精液,确认无活动精子时方可停止避孕。

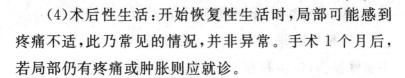

（4）术后性生活：开始恢复性生活时，局部可能感到疼痛不适，此乃常见的情况，并非异常。手术1个月后，若局部仍有疼痛或肿胀则应就诊。

40. 输精管绝育术后发生出血或血肿有什么表现？该如何避免？

阴囊部位的血运丰富，结缔组织疏松，手术中损伤了小血管或止血不彻底均可导致术后出血或发生血肿。这是输精管绝育术的一种常见并发症，多发生于术后24小时内。出血若能自切口或穿刺孔流出者为外出血，容易被受术者发现，从而得到及时处理；出血滞留在组织内，往往难以发现，出血缓慢者更不容易引起注意。

（1）阴囊出血或血肿：阴囊出血是阴囊皮下小血管断裂或切口止血不彻底而使血液浸入皮下组织所致。开始时皮下淤斑呈紫红色，尔后转为青紫色，此种出血量较少。阴囊血肿多由较大的血管出血引起，常发生于输精管结扎术后，以输精管动脉断裂、止血不彻底最常见，由于出血量较多，速度较快，大都能在术后2小时的观察过程中被发现。受术者可感觉阴囊胀痛，检查时发现阴囊部有肿块或阴囊增大，皮肤可呈青紫色，重者阴茎、会阴或腹股沟等处也可出现皮下淤斑、肿胀。若出血量多又未及时发现时可引起休克，表现为肤色苍白、出冷汗、心悸、口渴、表情淡漠、脉搏快而弱，以及血压下降等。

（2）精索血肿：多因输精管断端及其周围组织中的细小血管损伤，渗血积存于精索的鞘膜内，形成局限性、张力较高的梭形肿块，边界常较清楚，表面光滑，有轻度压痛，并可随精索而活动。部分病例亦可同时伴有阴囊皮肤的淤血。

发生出血或血肿，重者需再次手术；轻者也将延迟术后康复时间；还易并发感染，形成粘连，给受术者带来痛苦。因此，应强调预防为主，若术前严格掌握手术的适应证与禁忌证；术中操作仔细，止血彻底，便能避免这类并发症的发生。认真负责地观察术后2小时，便可能及早发现异常情况，给予处理，从而减轻其危害性；还应向受术者交代正常术后过程，一旦发现异常能及时就医。

41. 输精管绝育术后发生出血或血肿怎么办？

输精管绝育术后并发出血或血肿时，需积极地治疗。治疗的原则是止血、促进淤血吸收及预防感染以减少组织粘连。治疗方法依出血多少、部位等不同而异。

（1）阴囊出血或血肿：阴囊皮下淤血，一般无需特殊处理。淤血范围大者可给予热敷及抗生素预防感染；出血较多者，可先试用局部压迫止血，无效时做阴囊全层缝合止血;出血量多,阴囊迅速增大时,应及时切开止血。已静止的较大血肿,应手术清除积血,以防发生继发感染或日后形成严重的瘢痕粘连;若血肿较小,可在 48 小时后进行热敷,72 小时后行血肿穿刺将液体吸出,并注入透明质酸酶 1 500 单位;还可配合糜蛋白酶 5 毫克,肌内注射,每日 1 次,连续 10 次,以促进血肿吸收,必须同时应用足量、有效的抗生素预防继发感染。

(2)精索血肿:术后早期可用四头带加压包扎,局部冷敷,严密观察其发展。血肿若不断增大,即应切开清除积血并止血,同时给予抗生素预防感染。出血静止 72 小时后,可行血肿穿刺将积血吸出,还可向其中注入透明质酸酶 1 500 单位,加速积血吸收,并予以局部热敷及抗生素预防感染。

42. 什么是痛性结节? 有办法治疗吗?

(1)痛性结节:是输精管绝育术后的又一种并发症,常见于输精管结扎术后,亦可见于输精管粘堵术后。结扎部位由于组织反应,可形成小结节,一般无自觉症状。若术后 1 个月,结扎或粘堵处仍感疼痛,局部可扪及有触痛的结节时称为痛性结节。

(2)痛性结节的形成与下述因素有关:①精子肉芽肿。系由于结扎线的松紧不当,致使精子从结扎断端溢出,从而引起慢性炎症。②异物肉芽肿。常因结扎用线过粗或遗留的线头过多,引起局部组织的异物反应。③感染性肉芽肿。因输精管断端感染所致。④精索神经纤维瘤。由于术中输精管分离不够彻底,以致将部分精索的神经纤维一并扎入。⑤瘢痕粘连。由于输精管分离过多、粘堵药物注射在输精管外或因术后血肿引起。若能严格掌握手术适应证与禁忌证,做好术前准备工作,术中注意无菌操作,提高手术操作水平,在很大程度上可以预防痛性结节的发生。

(3)痛性结节的治疗:一旦发生后,可采取下列方法进行治疗。①感染性痛性结节。急性期应注意休息,暂免房事,应用抗生素控制感染;慢性期可行局部封闭治疗。常用药物为庆大霉素4万～8万单位,加醋酸泼尼松龙12.5毫克或1%普鲁卡因3毫升(过敏者可用利多卡因),还可加入糜蛋白酶5毫克。注意需将药液注射在结节的四周,切忌注入结节内,以防炎症扩散,加重病情。通常每周注射1次,共3～5次。症状顽固经多方治疗不奏效者,在急性炎症得到控制后可行手术切除结节。②非感染性痛性结节。一般采用理疗及局部封闭治疗,不需加用抗生素。若确定输精管残端已与阴囊壁发生粘连时,亦应行手术治疗。

43. 什么是附睾淤积症？有办法治疗吗？

输精管绝育术后,由于精子、睾网液及附睾液不能排出而滞留于附睾内,引起阴囊胀痛、附睾肿大并有压痛,称为附睾淤积症。它是一种较为常见的并发症。

(1)临床表现:①患者自觉轻度阴囊疼痛,于劳累、久立、行走或房事后症状加重。双侧附睾呈均匀性肿大,有一定弹性,表面光滑,与周围组织无粘连,压痛较轻,近附睾端的输精管扩张、质软,与精索无粘连,此种情况属于单纯性附睾淤积症。②在单纯性附睾淤积症的基础上伴发感染。患者自觉疼痛加重,检查发现附睾肿大、质硬,弹性感消失,表面光滑或高低不平,并可与周围组织发生粘连,压痛明显,附睾端的输精管增粗、质硬,可与精索粘连,此为附睾炎伴发淤积。

(2)单纯性附睾淤积症的治疗:①使用阴囊托支持阴囊,有助于改善局部的血液循环,增强附睾的吸收功能,促进积液的消退,从而减轻疼痛与下坠感。②局部理疗、微波、超声波或红外线均可应用。理疗除可改善局部的血液循环,减轻症状外,还可抑制精子的产生。③个别症状顽固,治疗无效者需行输精管复通术。

术中注意无菌操作,避免损伤过多的组织,止血彻底;术后使用阴囊托,避免房事过度等,有可能减轻附睾淤积的症状,并防止发生附睾淤积伴发感染。

44. 输精管绝育术失败的原因是什么? 该如何补救?

输精管绝育术仍有极少数失败的病例,从而导致术后妻子再怀孕。究其原因不外下述几种可能:

(1)输精管复通:输精管结扎术后复通的原因可能是:①输精管切除的长度不够。②扎线过紧,将输精管切断,两断端再愈合;扎线过松,内腔仍可容精子通过。并偶见有扎线松脱者。③输精管的一端形成精子肉芽肿,并与另一端沟通;或粘堵术、栓堵术后,输精管的管腔闭塞不完全。

(2)输精管结扎或穿刺失误:误扎了其他组织,却未扎上输精管;或将药物误注他处。因此,要求术者必须熟悉精索、输精管的解剖,术中要仔细辨认输精管,确认无疑后才可施行手术。

(3)输精管畸形:正常时,输精管左、右各有 1 条,偶遇双重输精管或有迷走管者,虽已结扎或闭塞了 2 条,但精子仍可经其他通道排出。

(4)术后残余精子:未采用精囊灌注者,术后近端输精管或精囊中的精子可存留 4~6 个月,一般需经 10 次以上排精方可排尽。故术后应坚持避孕 3~4 个月,并应每

1~2 个月监测精液 1 次,确认无精子时,方可停止避孕。

为降低输精管绝育术的失败率,一方面要提高手术操作水平;另一方面要加强术后近期的避孕指导。

失败时,要寻找原因,男方应进行精液检查,必要时定期复查,如为残余精子,其数量应逐渐减少,乃至消失;若不减少,并持续有多量精子时,应考虑为手术失败,可根据受术者具体情况及其意愿,再次手术或采用其他避孕措施。

45. 输精管绝育术对睾丸功能有影响吗?

睾丸主要有以下两方面的功能,一是生精上皮产生精子,维持生育功能;二是间质细胞分泌雄激素——睾酮,直接进入血流而分布到全身,以维持男性的第二性征及正常的性功能。

输精管绝育术无论是采用结扎或是闭塞方法,只要按操作规程进行,不损伤局部血运,术后仅是阻断了精子输出的通路,睾丸曲细精管仍保留正常的生精功能,所产生的精子及睾网液流入附睾,可被重新吸收,即使近期内可能发生附睾淤积症,待睾网液及附睾液的分泌与吸收重新建立平衡后,附睾淤积症症状会随之减轻乃至消失。临床观察资料证明,结扎术 15~20 年后,再行输精管吻合术,仍能在精液中找到活动的精子,并恢复生育力,表明输精管绝育手术并未损害睾丸的生精功能。

输精管绝育术后，内分泌变化的研究发现，促卵泡素、黄体生成素、睾酮、雌二醇、泌乳素等均在正常范围。有报道，术后近期有睾酮增高或降低及黄体生成素水平增高者，可能与局部组织损伤或手术应激等有关，通常在术后6个月都能恢复正常。大量的研究资料表明，输精管绝育术并不干扰下丘脑-垂体-睾丸轴的功能。

46. 输精管绝育术对性功能有影响吗?

首先应了解，男子正常性功能是一个复杂的心理、生理过程，受脊髓和高级神经中枢，以及内分泌系统的共同协调控制，其中大脑皮质性条件反射起着主导作用。正常成年男子在受到有关性的刺激，包括视、触、嗅、听等感觉，情欲观念或生殖器局部的刺激，自然会产生性要求，即性欲。继之，阴茎勃起变硬，得以插入女方的阴道进行性交。性交过程中，来自肉体及精神的刺激，引起中枢神经系统的高度兴奋，表现局部血管充血及肌肉紧张度增加而达到性欲高潮，即性快感。此时，输精管壶腹部及精囊发生痉挛性收缩，盆腔骨骼肌也同步收缩，致使精液自尿道射出，尔后兴奋性消退，阴茎松软，全过程历时10～20分钟。

性功能障碍表现为性欲异常，包括无性欲、持续性憎

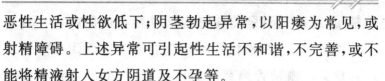

恶性生活或性欲低下;阴茎勃起异常,以阳痿为常见,或射精障碍。上述异常可引起性生活不和谐,不完善,或不能将精液射入女方阴道及不孕等。

　　输精管绝育术已被证明并不干扰内分泌功能,也不影响副性腺的分泌,按理说它不会导致性功能障碍。但有些受术者对手术缺乏正确的认识,或并非自愿施术。这些因素可导致术后发生不同程度的性功能障碍。若能在术前详细向受术者夫妇交代手术情况,确认受术者系自愿施行手术,将会在很大程度上预防性功能障碍的发生。

47. 输精管绝育术后还能恢复生育力吗?

　　男子行输精管绝育术后,因某种原因需要恢复生育力时,可施行输精管吻合术,俗称复通术。由于原来结扎术或粘堵术仅是剪断、切除或损伤了极少一段输精管,剩余的部分游离、再接通的可能性很大。至于栓堵术,只要将栓子取出即可使输精管复通。如果睾丸、附睾的功能正常,远端输精管仍通畅,多可恢复生育能力。

　　复通术成功的关键:①能顺利地游离输精管,切除瘢痕后仍能留有足够的长度,不致因张力过大影响吻合处的愈合。②近端输精管必须通畅,如术中注入生理盐水2～3毫升时无明显阻力;或注入染料后尿液着色,均表明该段管腔通畅。③近附睾端输精管流出的液体中有活动的精子,或穿刺附睾能获得含活动精子的附睾液。具备上述条件时,进行输精管端端吻合或输精管附睾吻合术才有意义。输精管绝育术后发生血肿、感染或精子肉芽肿等并发症者进行输精管吻合术时常会遇到困难,并影响其成功率。

目前,普遍采用显微外科技术进行操作,可减少组织损伤,有助于修复的成功。通常复通率可以达到95%,但经长期随访,妊娠率仅为75%。

术后精子出现的时间,早者1个月,晚者可在6～12个月。因此,术后早期精液中无精子还不能认为是手术失败。当精子出现而妻子未能受孕可能有多方面的原因,需要进行不孕症的详细检查。值得提出的是,有报道在输精管结扎术后,有50%以上病例的血清中出现抗精子抗体,它也可能是干扰受孕的因素之一。

48. 什么是体外排精避孕法?

男子在性交即将射精时,将阴茎及时从阴道内抽出,使精液排在阴道以外来达到避孕目的,这种避孕方法叫体外排精避孕法。

体外排精避孕法的优点是简便,不需要任何避孕工具,没有某些避孕方法所带来的不良反应,正确采用该法也可获得一定的避孕效果。但其缺点也很多,首先是失败率较高,由于在射精前已有少量精囊液(含精子)流入阴道,或阴茎不能在射精前及时被抽出,致使一部分精液已经射出而使妻子受孕。其次,此法是在性高潮时中断性交,同时精神紧张,有可能影响性交的快感。因此,不宜推广或长期使用。

49. 什么是会阴尿道压迫避孕法?

会阴尿道压迫避孕法,是当男子性交将要射精时,用左手食指和中指紧紧压住后尿道(肛门和阴囊之间的部位),持续1分钟左右再将手指放开。这样射出的精液集中在尿道后部,并被挤入膀胱内,尔后随尿液排出,由于精液未射入女方的阴道,自然不能受孕,从而达到避孕的目的。

这种避孕方法的优点是简便,不需要避孕工具。但方法不易掌握,且若压迫部位不准或时间不当,仍可能使精液自尿道排出而导致避孕失败,该法不宜推广,最好不用。

50. 男用物理避孕法有哪几种? 怎样使用?

物理避孕法是利用热效应或热外效应来抑制睾丸的生精作用而达到避孕目的,其原理基于睾丸产生精子需低于体温的环境。因此,应用某些物理方法干扰阴囊温度的调节,提高阴囊周围的温度,而不利于精子的生成。

(1)微波:是一种高频电磁波,可产生较大且穿透力强的热能,照射于阴囊部可明显提高其温度,从而干扰睾丸曲细精管生精上皮细胞的功能,阻止精子的生成。它的有效率可达98%左右,无明显不良反应,对男子性功能无影响,停用后生精功能可恢复正常。

(2)超声波:可通过其产生的热能及机械振荡作用干扰细胞功能及人体的新陈代谢,用于阴囊则可影响其生精功能。

(3)激光:由于光能转变为热能使阴囊局部温度升高从而干扰睾丸生精功能。

(4)其他方法:如温水浴等物理避孕法亦有一定避孕效果。总的来说,物理避孕法虽有一定避孕效果,但在临床实际应用尚有待于开发。

三、女性避孕方法

51. 什么是宫内节育器？

在妇女子宫腔内放入某种物体以达到避孕的目的，这种物体被称为"宫内节育器"。我国最早应用的节育器多数为单环形，故又称之为节育环或避孕环。宫内节育器是一种作用于局部的避孕方法，放置1次可避孕多年，是一种安全、有效、简便、经济及可逆的长效避孕措施。据统计，我国近半数的育龄妇女采用该法避孕。

宫内节育器的应用可追溯到古罗马帝国时代。埃及有个骆驼夫将石头放入骆驼子宫内，使在沙漠中行进的骆驼不会怀孕，这是世界上第一个借助于宫腔内放置异物达到不孕者，不过避孕的对象是动物。1909年，波兰医生理查德用蚕肠线放入人体子宫腔内以避孕，这是作为人类避孕的第一次尝试。1930年，德国的环形银丝加合金的格氏环，以及1934年日本的塑料太田环都分别被报道，但由于易并发感染及人们头脑中的旧观念和宗教习惯势力的反对等，而停止了临床应用。直到1950年末，才有报道宫内节育器的临床使用情况。宫内节育器经重新被评估,并不断研制出各种形状和类型的产品,而相继被推广使用。

1957年,我国在上海、北京两地开始引进日本的太田环,以后陆续研制和生产了多种惰性节育器,如金属单环、北京混合环、天津麻花环、广州节育花等。1973年后,仿制及自行设计的有活性浙江Tcu200,上海Vcu200,药铜结合的上海活性单环165及带磁性、带孕激素的宫内节育器等。与此同时,对节育器的构型、大小、制作材料、存放时间、安全性、不良反应的防治和避孕机制等,进行了系统的研究,使避孕效果有了显著提高。

52. 宫内节育器有多少种类?

宫内节育器的种类很多,目前国内外使用的不下40余种。下面仅介绍惰性宫内节育器、活性宫内节育器,以及目前国内外常用的宫内节育器。

(1)惰性宫内节育器:是用惰性材料制成的,如不锈钢、塑料尼龙类和硅胶等。其理化性能稳定,本身不释放任何活性物质,如金属单环、麻花环、混合环、节育花、宫形环、太田环、蛇形节育器等。这类节育器目前已很少使用。

(2)活性宫内节育器:是指利用节育器为载体,带有铜或锌等金属、孕激素、止血药物及磁性材料,置入宫腔

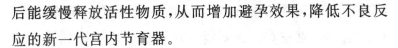

后能缓慢释放活性物质,从而增加避孕效果,降低不良反应的新一代宫内节育器。

(3)目前国内外常用的宫内节育器

①带铜 T 型节育器。T 型塑料支架,按带铜面积(平方毫米)不同,有 Tcu200、Tcu220、Tcu380 等多种类型。优点为适应宫腔形态,不易脱落,放取较易;缺点是子宫出血发生率稍高。其有效率高于不锈钢单环,放置年限为 5 年左右。

②硅胶带铜 V 型节育器。由不锈钢丝作为支架,外套硅胶管,管外套有面积 200 平方毫米的铜丝,平均分为 4 段,分别绕于节育器的横臂及斜臂上,器外形为 V 型,二横臂于中央部断开,按横臂可分为 24、26、28 三种规格。优点为形态与子宫腔相符,且铜丝均匀分布于子宫腔,可增强避孕效果,但点滴出血或不规则出血稍多,可放置 5~8 年。

③多负荷含铜节育器。自荷兰引进,我国已有合资生产。此种节育器用聚乙烯做成支架,两侧弧形侧臂的外侧有 5 个小齿,纵臂上绕有铜丝,铜面积有 250 平方毫米及 375 平方毫米两种,分为大、中、小号。放置方法简便,易于随访和取出,临床效果较好,预期可放置 3~5 年。

④活性金属单环 165 和带铜高支撑力环。这两种环

的外形和金属单环相似。它以较粗不锈钢丝为材料,支撑力达 165 克左右。在不锈钢丝螺旋腔内间隔插入 2 段铜丝簧和 2 段吲哚美辛(消炎痛)的硅胶条者为活性金属单环 165;仅加入铜丝簧者为带铜高支撑力环。铜面积均为 200 平方毫米,环分 20、21、22 号 3 种。此环放取技术与金属单环相似,不易变形脱落,又有铜丝簧为活性物质,带有吲哚美辛可减轻其不良反应,故临床效果较好,预期可放置达 10 年以上。

⑤活性 Y 型节育器。是最新研制成功的新型节育器,以不锈钢为基本材料,带有铜和吲哚美辛(消炎痛)。其结构分为 3 层,内层为不锈钢丝支架,呈 Y 型;支架上绕有铜丝,表面积为 300 平方毫米,为中层;最外层套有不锈钢丝螺旋簧。于横臂两端及纵臂上端咬合带吲哚美辛的硅橡胶珠及块。此种节育器有 24、26、28 3 种型号,临床效果好,出血少,可放置达 10 年以上。

⑥其他宫内节育器。国内外现尚有多种新的节育器在研究中,如药铜节育器、磁性节育器、带孕激素的节育器等。其中吉妮节育器是一种固定式、无支架,放置后不易脱落,且出血、疼痛等不良反应较少的节育器。目前,已在临床上普遍应用。

53. 宫内节育器为什么能避孕?

自 20 世纪 60 年代宫内节育器被广泛推广使用以来,

学者们对其作用机制做了大量的动物实验及临床研究，然而至今仍未能完全阐明。目前一致认为，宫内节育器不是通过全身作用，因为放置节育器后能迅速地产生避孕作用，取出后避孕作用随即消失；节育器不影响妇女的月经周期及下丘脑-垂体-卵巢轴的功能。因此，考虑其主要作用机制是局部的。节育器是一个异物，是通过改变子宫腔内环境，干扰孕卵在子宫内着床及发育，从而达到避孕目的。概括起来，大概有以下几种作用。

（1）改变宫腔内环境：节育器放入宫腔后，除了机械障碍作用外，与节育器接触的子宫内膜会发生一种轻度慢性、非细菌性的炎症反应，促使白细胞增加（比正常妇女增加3～11倍），这样就不利于受精卵着床。此外，伴随异物反应，异物巨细胞和巨噬细胞大量产生，除了可吞噬进入宫腔的精子及着床前的胚泡外，还可对胚胎产生毒害作用。

（2）前列腺素的作用：节育器的刺激，使得子宫内膜产生前列腺素。前列腺素一方面可使子宫收缩和输卵管蠕动增强，促使发育及分裂程度不够的受精卵被提前送到子宫腔而不利其着床；另一方面，大量前列腺素又可以加强雌激素的作用，影响子宫内膜的蜕膜化，从而不利于受精卵着床。

（3）带铜节育器的作用：通过铜离子的释放，能增加子宫内膜无菌性炎症;干扰子宫内膜的酶系统,如降低分泌期内膜中一些酶的活性,而这些酶又是着床所必需;还可能改变宫颈黏液的生化性质,影响精子的活动、获能或存活。上述变化都增加了抗生育作用。

(4)带孕激素节育器的作用:通过孕激素的恒定释放,干扰子宫内膜的正常周期性变化,促使内膜腺体萎缩、间质蜕膜化而不利于受精卵着床;或可能影响精子的输送或获能;并改变宫颈黏液性质,不利于精子穿透。

总之,节育器的抗生育作用不能用单一机制来解释,有许多问题还有待进一步探讨。但一致公认的是:它是一种安全、简便、有效的长效避孕措施。

54. 哪些人适合放置宫内节育器?哪些人不宜使用?

凡是已婚、健康又要求避孕的育龄妇女,月经规律,生殖器正常,经医生检查合格,都可放置宫内节育器。

(1)适合范围:①不能坚持工具避孕而屡屡怀孕者。②不能或不愿使用口服避孕药者。③正在哺乳者。

(2)不适合范围:有以下情况的妇女不宜使用宫内节育器,或应选择特殊类型及型号的节育器。①有严重的全身性疾病,如心脏病、心力衰竭、重度贫血、出血性疾病及各种疾病的急性阶段不能放置。②有生殖器官急性、慢性炎症,如外阴炎、阴道滴虫、真菌性阴道炎、宫颈炎及急性、慢性盆腔炎等,需治愈后再放置节育器。③月经周期不正常或月经量过多、过频及严重痛经的妇女,放节育器后容易加重出血及痛经症状,需经医生检查及选择合适的节育器。④患生殖器官肿瘤者,常见为子宫肌瘤,伴月经量多者;生殖器官畸形,如双子宫、子宫纵隔等不宜放置。⑤子宫颈口过松、重度宫颈裂伤及Ⅱ度以上的子宫脱垂者,有节育器脱落史,不宜使用或需选择特殊类型的节育器;宫颈管严重狭窄或僵硬不能扩张者,也不宜使用。⑥可疑妊娠者。⑦子宫腔<5.5厘米,或>9厘米(剖宫产术后或人工流产时放置除外),需选择特殊类型或适当型号的节育器。

(3)放置宫内节育器前说明:应向受术者详细介绍宫内节育器是一种安全、有效、可逆、简便、长效的避孕方法,具有不影响性生活等优点;也要说明可能会出现白带增多,开始时月经量多、经间出血,轻度腰、腹痛等不良反应,以及会有失败的可能。使受术者对节育器有全面的认识,并明确知道随访检查的重要性,通过随访可以及时处理这些存在的问题。

55.什么时间适宜放置宫内节育器?

放置宫内节育器的适宜时间有以下几种:

（1）月经周期间放置：通常在月经干净后 3～7 天内放置（本月月经后不可同房），此时是要增殖期，子宫内膜较薄，放置后引起出血的机会较少。国外多选择在经期放置，一是可完全排除置器前妊娠的可能性；二是子宫颈口较松，操作容易，还可避免因放置节育器后再一次子宫出血的心理负担。

（2）人工流产后即时放置：人工流产或钳刮术后可即时放置，此时子宫口松，且可免去二次手术。但必须确认宫腔内容物已完全清除，出血不多，子宫收缩良好方可放置。术前有阴道不规则出血，术时出血多，子宫收缩不良或可疑宫腔内容物未完全清除，则不应放置。

（3）中期妊娠引产后放置：经腹羊膜腔穿刺注射依沙吖啶引产者，于胎儿娩出行清宫手术后放置。此时放置一般节育器的脱落率较高，较早期流产后放置者高 5～10 倍，若选用固定于子宫壁的吉妮系列节育器则能避免此问题。

疑有宫腔内组织残留、有潜在感染可能及用水囊或其他药物经阴道引产者，不能放置。

（4）产后即时放置：阴道分娩或剖宫产，胎盘娩出后立即放置，其优点是可避免二次手术；缺点为放置一般节育器的脱落率高，放置吉娜吉妮节育器则不易脱落。

破水超过 12 小时以上、滞产，有阴道操作如手术助

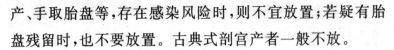

产、手取胎盘等,存在感染风险时,则不宜放置;若疑有胎盘残留时,也不要放置。古典式剖宫产者一般不放。

(5)产后或哺乳期闭经者:阴道分娩 3 个月后,除外妊娠且子宫复旧良好,无生殖道感染及全身疾病者,可以放置宫内节育器。哺乳妇女的子宫肌层薄弱,施术时要小心,以免子宫穿孔。剖宫产术后 6 个月,排除妊娠,且无放置节育器禁忌证者可以放置。

(6)取出节育器后即时放置:正常情况下,节育器放置期满,可于取器后立即更换。

(7)避孕失败的补救措施:无保护性生活或避孕措施发生意外(如避孕套破裂)而担心怀孕,且准备采取长效节育措施者,可在房事后 120 小时内放置含酮的活性宫内节育器,作为紧急避孕措施。

虽有上述多种放置时间,临床上仍以月经干净 3～7 天内放置者最多。

56. 什么是吉妮节育器?它有什么优点?

吉妮节育器包括 4 个产品,即吉妮、吉妮致美、吉妮柔适和吉娜吉妮。在二根聚丙烯丝线上穿有 6 个铜套,节育器顶端打成结,需使用专用的放置器将丝线顶端的小结固定在子宫底部的肌层里。由于放节育器早期月经量常增多,故科研人员研制出吉妮致美,将有抑制出血作用的吲哚美辛药物放在吉妮节育器上,药物缓慢释放,从而降低放置节育器初期的出血与疼痛等不良反应,药物释放可持续 200 余天。吉妮柔适使用的丝线更细、更柔软;吉娜吉妮是产后即时放置的专用节育器,其结构与吉妮相似,只是在尼龙丝线顶端装有一个可降解的高分子锥,起固定作用。其放置后 4～6 周,固定锥降解,日后取出时不会发生困难。

吉妮系列的优点是无支架、固定式、柔性好、体积小。临床研究证实,其避孕效率高,脱落率低,特别是吉妮致美含有吲哚美辛 25 毫克,每日释放 100 微克,减少了放置节育器早期的出血及疼痛。

57. 什么是曼月乐? 它有什么优点?

曼月乐是一种宫内节育器的商品名称,这种节育器同时含有左炔诺孕酮(左旋 18-甲基炔诺酮)52 毫克,它的医学名称是左炔诺孕酮宫内缓释系统(LNG-IUS)。左炔诺孕酮是口服避孕药中的孕激素成分,这种节育器在子宫内每日恒定释放左炔诺孕酮 20 微克,可持续应用 5 年。其主要是通过子宫内膜局部作用而发挥避孕效果,通常不影响卵巢的排卵功能。

曼月乐的优点是其可靠的避孕效果。根据世界卫生组织对避孕方法有效性评估,曼月乐的妊娠率为 0.1%,

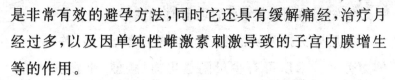

是非常有效的避孕方法,同时它还具有缓解痛经,治疗月经过多,以及因单纯性雌激素刺激导致的子宫内膜增生等的作用。

曼月乐放置后,往往会引起不规则阴道出血、月经量减少或闭经,但不会影响身体健康。在放置前,应告之使用者可能出现的情况,使其有一定的思想准备,将有利于提高使用的依从性。

58. 放置宫内节育器有哪些注意事项?

准备采用宫内节育器避孕的妇女,首先要到计划生育门诊就诊,医生通过详细的病史询问、体格检查及实验室检查等,确认合格,方可约定放置节育器的时间。

受术者在拟放置节育器当月的月经后,避免性生活,手术日体温应在 37.5℃ 以下,手术要在手术室内进行。这种手术一般没有痛苦,受术者要放松并与医生配合,仅需几分钟即可放置完毕。节育器种类的选择,要参考受术者的年龄、产次及既往使用节育器的情况。目前,多采用活性节育器,对铜过敏者可选用金属单环;有节育器脱落史者,应选择适当的型号及种类的节育器。节育器的大小应根据子宫腔的深度,并参考其他因素予以选择。人工流产后或产后放置时,多选用中号或可固定于子宫壁的吉妮系列。受术者应知道所放节育器的类型,自己看过实物最好,以作为日后取器时的参考。

术后要保持外阴清洁,2周内禁房事、盆浴,并避免重体力劳动。术后可有少量阴道出血、腰酸、小腹胀痛等,不需处理;如出血超过月经量,则应及时诊治。放置节育器后3个月内,月经量常有增加,月经期应注意节育器有否脱落。通常在放置节育器后1、3、6、12个月,各随访1次,以后每年随访1次。随访时,医生要询问月经及性生活情况,需做妇科检查和B超检查,根据尾丝或B超检查便可以了解节育器的位置是否正常,并给予必要的指导。

59. 放置宫内节育器有不良反应吗?

放置节育器虽是一个小手术,但个别人在术中也可能出现一些反应,另外节育器毕竟是一个异物,放入子宫后会产生一定的不良反应,如出血、疼痛、白带增多等。

(1)术中心脑综合反应:极少数受术者在手术中由于精神紧张或局部刺激过强(如扩张宫颈时),可出现心脑综合反应,表现为面色苍白、头晕、胸闷、恶心、呕吐,甚至大汗淋漓,血压下降,伴心动过缓、心律失常等一系列迷走神经兴奋性的表现,严重者可发生昏厥,甚至抽搐。一般静脉缓慢注射阿托品0.5毫克,5分钟后即能好转,如观察1小时仍未好转,应将节育器取出。

(2)术后反应:放置1周内,阴道可有少量血性分泌物或伴有小腹坠胀、隐痛及腰酸等,一般不需处理。

(3)月经异常:是放宫内节育器最常见的不良反应,表现为月经量过多、月经期延长、经间不规则出血等。其发生率为 15%～20%,对出血不耐受常是取出节育器的原因,多发生在放置 6 个月内,随着放置时间的延长,出血情况会逐渐好转。至于出血的原因尚未完全明了,可能与以下因素有关:①子宫内膜受节育器的挤压、磨损,使间质出血,周围血管壁通透性增加。②子宫内膜纤溶酶原激活剂浓度增高,纤溶酶活性增强。③前列腺素合成和释放增加。综合作用导致血管扩张,血流增强,血小板及纤维蛋白的凝血作用受到抑制而引起月经量增多。轻者不需治疗;若经血量增多 2 倍,周期缩短到 20 日或经期长达 9 日以上,并伴有中度、重度贫血者,则应及时取出节育器。可以采用止血药、抗纤溶类或抗前列腺素类等药物治疗观察 2～3 个月,若仍不见好转时,也应考虑取出节育器。惰性节育器出血量一般少于带铜的节育器,使用载有药物的节育器(如吲哚美辛、左炔诺孕酮)月经量往往不会增多。

(4)小腹胀痛和腰酸:节育器作为异物引起子宫收缩所致,不需治疗,一般会逐步适应;重者可试用吲哚美辛或其他止痛药对症处理;若症状持续不缓解影响生活及工作时,应取出节育器;当B超证实节育器位置下移,则应将其取出。

（5）白带增多：节育器可引起子宫内膜无菌性炎症及异物反应而导致分泌物增多，带尾丝的节育器更为明显。阴道有炎症者应给予及时治疗。

（6）尾丝长短不合适：常使男方在性交时感到疼痛，甚至刺伤龟头，需请医生修剪尾丝。

60. 宫内节育器放、取手术会产生并发症吗？

虽说放、取节育器手术简单，终究是非直视下手术，术者仅凭手感，如技术不熟练、动作粗暴或无菌操作不严，都可能产生并发症。常见的并发症如下：

（1）急性盆腔感染：可能是原有的宫腔慢性感染被激发，或术中将细菌带入宫腔内造成。往往在术后 3～7 日内出现发热、腹痛，症状轻者经抗感染治疗会很快痊愈。极个别情况引起盆腔脓肿或卵巢、输卵管脓肿，需行手术治疗。

（2）节育器嵌顿或异位：节育器嵌顿，指部分或全部节育器被包埋于子宫肌壁内；节育器异位则是节育器部分或完全穿透子宫壁，完全穿透时节育器即进入腹腔。前者可能由于放置时损伤子宫壁形成薄弱点，或由于节育器过大压迫子宫壁致使节育器嵌入子宫肌层，T 型节育器的两臂容易在子宫收缩时嵌入肌层;后者多是在放置时发生了子宫穿孔,而将节育器全部或部分放入腹腔中,常因子宫位置掌握不当所致。节育器异位仅少数有急性腹痛,可及时诊断;大多数没有症状,只有在避孕失败行人工流产时或取器困难时才被发现。节育器嵌顿或异位不仅降低了避孕效果,还会增加取器的困难。取器困难时常需借助宫腔镜、腹腔镜,甚或需行手术才能将其取出。

(3)子宫穿孔:手术时,器械造成穿孔多因子宫位置或形态异常,如过度前屈或后屈,或子宫畸形;子宫壁薄弱,如哺乳期子宫、剖宫产术后的瘢痕子宫;手术者的操作技术不熟练,未查清子宫位置或动作粗暴,强行通过坚硬不易扩张的宫颈等。子宫穿孔的治疗依子宫壁损伤的程度而异。若为探针穿孔,或较小的放置器穿孔,保守疗法常能奏效,包括休息及预防感染。损伤大,有内出血症状或疑有其他脏器损伤者,应及时进行手术修补及处理并发的脏器损伤。为防止子宫穿孔,术前必须查清子宫的大小及位置,过度屈曲的子宫,应将子宫颈向外牵引,促使子宫体伸展;术中动作要轻柔,对坚硬的子宫颈必须耐心、细致地扩张,切忌暴力推进。

61. 为什么放置宫内节育器后有的妇女仍会妊娠？

宫内节育器的避孕成功率在 85%～90%，大部分妇女放置宫内节育器能达到避孕目的，且可使用 5～10 年，甚或更长。但有 10%～15% 的带器妇女避孕失败，由于节育器脱落，或带器怀孕。有以下几种可能：

(1) 节育器脱落未被发现，从而未采取其他避孕措施。

(2) 节育器位置下移而失效。

(3) 节育器型号与宫腔大小不适合，或环有扭曲、变形，起不到避孕的作用。

(4) 个别妇女置器后，子宫内膜未发生相应的组织反应，或受精卵未受到着床的阻碍，可能再怀孕。

62. 宫内节育器为什么会脱落？

宫内节育器是个异物，能刺激子宫收缩，偶在月经期节育器随经血排出而往往未能被察觉。引起脱落的原因如下：

(1) 节育器的质量、形状及大小：支撑力较好的节育器虽然放置略有困难，但不易脱落；金属单环和质地软的环虽然放置容易，但容易脱落；节育器型号与宫腔不匹配,型号过大或过小都容易脱落。

(2)受术者年龄、产次和宫口情况:年龄轻、产次少的妇女,可能因子宫对异物敏感,频频的宫缩促使节育器脱落;子宫颈内口松弛者,节育器也易脱落。

(3)节育器放置不到位容易引起脱落:节育器脱落通常见于放置后第一年,尤以前 6 个月多见。时间长了,子宫对其适应,脱落机会便会减少。放节育器后,应按期随访,通过观察尾丝、X 线或 B 超检查,便能及时了解节育器有无脱落。

63. 放置宫内节育器后妊娠了该怎么办?

少数妇女使用宫内节育器失败而妊娠,可进行以下处置。

(1)子宫内妊娠:若因节育器脱落而妊娠者,根据夫妇双方意愿可以保留此胎或终止妊娠。当节育器在子宫腔内而妊娠,这可能是因节育器位置下移,受精卵在宫腔上部着床。惰性节育器子宫内妊娠的发生率高于活性节育器。带器妊娠者的自然流产发生率较高,产前产后出血、死胎、早产者也较多,足月分娩婴儿畸形的发生率未见增高。由于不锈钢单环失败而终止妊娠者,曾发现环套于胎体,近年主张凡带器妊娠者应行人工流产术,同时取出节育器。

（2）异位妊娠（宫外孕）：国内外的研究表明，用宫内节育器的妇女与不避孕者相比，宫外孕的危险性并未增加。但节育器只能防止宫内妊娠，不能防止宫外孕。有报道，带节育器妊娠中，宫外孕占 4% 左右，高于未带节育器者。因此，放置节育器的妇女如月经逾期，伴有阴道不规则出血或剧烈腹痛时，应警惕宫外孕的可能，要及时就医。

64. 何时应取出宫内节育器？

宫内节育器使用年限依类型不同而异，如塑料带铜者一般为 5～10 年；不锈钢金属单环可放 10 年以上，最长有达 20 余年者。

（1）有下述情况者可考虑取出：①放置期限已到，尚年轻，最好取出后更换新节育器。②节育器位置下移。③放置时怀疑子宫穿孔，而节育器尚未入腹腔者。④不规则出血或月经量过多，经期延长，经治疗无效或伴贫血者。⑤带节育器妊娠。⑥并发急性盆腔炎治疗无效。⑦围绝经期，停经 6 个月。⑧准备生育。⑨因各种疾病不能续用。

全身情况不良或处于疾病急性期，应先治疗，待病情控制并稳定后再取出。

（2）取出时间：①月经净后 3～7 天为宜，因此时内膜

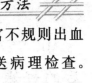

薄,易取,且出血不会多。②月经失调或子宫不规则出血可随时取出,还可同时行诊刮术,刮出物送病理检查。③带器妊娠做人工流产的同时取出节育器。根据节育器所在部位,决定先取器后吸宫或先吸宫后取器。④绝育术同时取节育器者,应先取节育器,再行绝育术。

取节育器术前应先了解节育器的种类,确认节育器存在于宫腔内,如宫颈口可见尾丝,或经 X 线、B 超证实。带尾丝节育器可在门诊取,不带尾丝节育器须在手术室内取。可根据节育器的不同种类用环钩钩取或用长弯钳钳取。如节育器部分嵌顿则不宜硬取,应住院在 B 超监视下或宫腔镜下钩取;如不锈钢环已断裂可用长弯血管钳夹住环丝一端,慢慢抽出。

切记,取节育器必须在计划生育专业医疗单位去取,以免发生严重并发症。

65. 妇女在取出宫内节育器后多久才可以怀孕?

正常情况的妇女在取出节育器后,随时都可以怀孕。若是因炎症、出血、疼痛等原因取出节育器者,最好暂时采用其他方法避孕。先治疗炎症,调理月经,待病情稳定及月经恢复正常后再怀孕为好。

66. 放置宫内节育器会影响性生活和以后的妊娠吗?

宫内节育器放在子宫腔内,仅在子宫局部发挥作用而不影响全身,不影响大脑皮质和内分泌的功能,对性生活也不会有影响。新一代含孕激素的节育器只是在宫腔内释放孕激素,使子宫内膜萎缩而不利于孕卵着床。带铜节育器释放铜离子,作用于子宫内膜、宫腔液及宫颈黏液等,起到抗生育作用。

总之,节育器仅是子宫局部的作用,不像工具避孕那样可能会影响性感。放置后,如有经血淋漓不尽或节育器尾丝较长,可能对性生活有一定影响,然而经过治疗或处理均能解决。

节育器仅对宫腔局部起作用。取出后,作用便消失。受精卵依然能在子宫内膜上着床、发育和成长,因此不会影响日后妊娠,多数妇女在取出节育器后很快便能怀孕。据统计,75％的妇女在取节育器后 6 个月内受孕,90％的妇女在取节育器后 1 年内受孕。未婚有性伴的女性或新婚夫妇如想过几年再生育时,也可采用宫内节育器避孕。

67. 绝经期妇女的宫内节育器需要取出吗?

使用节育器的已绝经妇女,宜在最后 1 次月经后的 6

个月内取出节育器。因绝经久后子宫逐渐萎缩变小，内膜变薄，节育器可能会嵌入子宫肌层，有时可引起出血，还常会导致节育器取出困难。另外，多数节育器带有金属成分，日后若需要进行磁共振检查时，将会遇到麻烦。

绝经是指妇女月经停止 12 个月或以上。虽然在围绝经期间（最后 1 次月经至其后 12 个月之前）妇女卵巢功能逐渐衰退，生育力下降，但仍可能还有卵泡发育，偶有排卵。因此，围绝经期妇女在取出宫内节育器后，还应采取避孕措施直至绝经，以防万一再怀孕。

68. 如何减少妇女绝经后取出宫内节育器的困难？

有些妇女绝经若干年后才来要求取出宫内节育器，面对这种情况该怎么办？按道理讲确实是应该给以取出，但取时往往会遇到很多困难，如节育器拉不出来，用力过大支架可能断裂或节育器部分残留宫内等，取节育器的过程也会带来一定痛苦。

为减少绝经后妇女取出宫内节育器的困难及痛苦，通常采用的方法是在术前 1～2 周给予口服雌激素，如戊酸雌二醇 2 毫克/日，或结合雌激素 0.625 毫克/日，也可应用替勃龙 2.5 毫克/日，以暂时纠正子宫的萎缩状态，有助于顺利取出节育器。

69. 什么是女性口服避孕药？其主要成分是什么？

女性口服避孕药的发现、应用及改进，是国内、外学者长期研究的成果。从20世纪30年代开始，先后发现孕激素、雌激素，统称为甾体激素，经临床试验证实，这些激素有抑制排卵的作用。1956年始，国外将人工合成的甾体激素试用于临床，1960年被批准用作口服避孕药。我国自20世纪60年代开始研制试用口服避孕药，至今有了很大发展，从短效到长效，从口服到针剂，有复方的也有单方的，并根据我国妇女的具体情况，首创了低剂量片，品种不断增加，方法也逐步简便，现已接近或达到了世界先进水平。

实践证明，女性口服避孕药的避孕效果可达99％以上，是一种简便、高效、经济、安全及可逆的避孕方法，停用后能很快恢复排卵和受孕，适用于年轻的育龄妇女，深受妇女的欢迎。据统计，目前全世界有1亿以上的妇女应用口服避孕药。当前，国内、外广泛应用的女性口服避孕药，大都是人工合成的雌、孕激素配伍的复方制剂。

70. 女性口服避孕药有哪些种类？

女性口服避孕药有多种不同的分类方法：

(1)按其组成成分：可分为以雌激素为主，或以孕激素为主的 2 大类甾体避孕药。

(2)按其作用时间：可分为短效、长效、速效 3 类。

(3)按其剂型：可分为：①糖衣片。有效成分在糖衣中，因此药片宜保持干燥，防止受潮后剂量不足。②滴丸。药物稀释于明胶溶液中，滴凝成丸，服药后溶解缓慢，在肠道内逐渐吸收，可减少胃肠反应。③纸型片。用纸吸附药物或将药物涂布于可溶性纸上，是我国首创的新剂型，包装、运输及携带方便。

此外，非口服制剂有避孕针，以及缓慢释放系统，如皮下埋植剂、皮贴避孕、阴道环及曼月乐等。

71. 女性口服避孕药的作用机制是什么？

人工合成雌、孕激素配伍的口服避孕药，其避孕机制有以下几个方面。

(1)抑制排卵：女性性成熟后，下丘脑分泌的促性腺激素释放激素作用于脑垂体，使垂体分泌促性腺激素，包括促卵泡激素和黄体生成素。在后两种激素的协同作用下，卵巢里的卵泡发育成熟和排出卵子，并且分泌雌激素和孕激素。而卵巢产生的性激素又通过正、负反馈作用于下丘脑和垂体，调节它们的激素分泌。一旦下丘脑、垂体的分泌功能被抑制，卵巢内的卵泡就不能发育成熟和排卵。避孕药是高效的雌、孕激素,进入体内能抑制下丘脑促性腺激素释放激素、垂体促卵泡激素及黄体生成素的分泌,从而抑制卵泡的发育成熟和排卵,起到避孕作用。

(2)宫颈黏液的改变:子宫颈腺体在女性激素的影响下分泌黏液,并随月经周期发生变化。在月经结束时,体内雌激素水平较低,宫颈黏液量较少;近排卵期,体内雌激素达到高峰,受其影响,宫颈黏液增多,变得稀薄透明,有利于精子的通过和保护精子的活力;排卵后,黄体分泌孕激素,在其影响下,宫颈黏液变黏稠,而不利于精子穿透。服用避孕药时,宫颈腺体受药物中高效孕激素的影响会变得黏稠而不利于精子通过,从而起到避孕作用。

(3)子宫内膜的改变:子宫内膜在月经周期中受雌激素和孕激素的影响,发生周期性地变化。雌激素使子宫内膜发生增殖期变化,孕激素则使增殖期内膜转化为分泌期,为孕卵着床准备了条件。避孕药抑制了卵巢的排卵和分泌雌、孕激素的功能,其所含的高效孕激素使子宫内膜变薄,腺体减少,进而萎缩,而不适合受精卵着床。

(4)其他作用机制:改变输卵管的正常蠕动及影响精子的获能等。

不同品种避孕药的作用有所侧重,如短效口服避孕药以抑制排卵为主,探亲药则以改变宫颈黏液及子宫内膜状况为主。

72. 女性口服避孕药的适应证和禁忌证有哪些？

口服避孕药和其他药物一样有其使用的适应证与禁忌证,使用得当才能获益。

(1)适应证:身体健康、自愿使用口服避孕药的育龄妇女,无禁忌证者均可以采用。

(2)禁忌证及慎用情况:①急性、慢性肝炎,肾炎或既往有妊娠期黄疸史,脑血管意外,风湿性心脏病、充血性心力衰竭史,先天性高脂血症或其他心血管疾病,中度、重度高血压,血栓栓塞性疾病及血液病,糖尿病,甲状腺功能亢进等内科疾病,以及恶性肿瘤、子宫肌瘤、乳房肿瘤等禁用。此外,哺乳期妇女也禁用。②妊娠期高血压疾病史,高血压、糖尿病家族史,分娩巨大儿史,或肥胖者慎用。③既往有肝、肾疾病史,目前肝、肾功能正常者应在医生指导下应用。④服药期间发生偏头痛、癫痫加重、精神抑郁或高血压者应停药。⑤45岁以上者慎用,35岁以上的吸烟者不宜长期应用,因可能增加心、脑血管疾病的危险性。⑥原因不明的阴道出血或平时月经量很少者不宜使用。⑦正在服用某些能降低避孕药效果的药物或避孕药可影响正在服用药物的疗效时,应改用其他避孕手段。

73. 服用口服避孕药之前应做哪些准备工作?

凡需长期服用口服避孕药的妇女,最好到医院妇科门诊检查,包括做全身检查,如心、肺、肝、脾、乳房、血压及妇科检查(含宫颈抹片及妇科B超检查),实验室检查包括血、尿常规,肝、肾功能及血糖、血脂等。

医生综合病史、体检及化验等结果,决定能否服用避孕药,服哪一种药适合,并详细交代服药的方法、注意事项及可能发生的不良反应等。

用药期间如出现异常反应,要及时就诊。长期用药者每年应定期到医院复查。

74. 近年来女性避孕药有什么进展?

近年来,女性避孕药有以下几方面进展。

(1)降低短效口服避孕药中的雌激素含量:以减少相关的不良反应,主要针对心血管、肿瘤、代谢等方面的影响。

(2)短效口服避孕药中采用强效孕激素:即在第二、三代短效口服避孕药中的孕激素,如左炔诺孕酮,去氧孕烯、孕二烯酮、炔诺肟酯等,从而使孕激素的剂量逐渐降低。

（3）短效口服避孕药中采用高选择性孕激素：在抑制排卵及转化子宫内膜的同时，还具有降低雄激素或消除水、钠潴留等特殊作用，以供不同需要者选择。

（4）剂型的改变：针剂或缓释系统等，以期达到微量和良效的目的。

（5）开发天然雌、孕激素：目前，国外开发天然雌、孕激素配伍的短效口服避孕药，以期进一步降低不良反应。

（6）抗孕激素化合物：加强了抗孕激素化合物研究。

75. 如何选用女性口服避孕药?

口服避孕药有长效、短效及速效之分，使用得当都有很好的避孕效果。妇女可以根据个人情况进行选择。

（1）长效口服避孕药：是由大剂量的强效合成孕激素与长效的雌激素配伍而成，其中的长效雌激素——炔雌醇环戊醚可以缓慢释放出炔雌醇，起到长效作用。每月只服1片即可，用法简便，但恶心等不良反应较大。停药6个月后再怀孕为好。

（2）短效口服避孕药：也是人工合成的雌、孕激素配伍的复方制剂，药物含量相对要小，故不良反应也少，每月需连续服 21～22 天，最好不要漏服，漏服可能导致避孕失败及引起突破性出血。目前，低剂量短效口服避孕药在停药后来过 1 次月经后即可怀孕。

（3）速效避孕药：多是单纯孕激素制剂，对子宫内膜的作用强，是一种可在短时间内迅速生效的避孕措施。

76. 女用避孕药有哪些不良反应？如何防治？

避孕药使用简便，效果也好，但和其他避孕措施一样，少部分用药者可能会出现一些不良反应。这是由于避孕药中雌、孕激素含量对某些妇女来说，显得过多或过少所导致的。正常妇女体内的雌、孕激素，在下丘脑、垂体和卵巢三者的相互制约下处于平衡状态。应用避孕药时，药物中激素的含量和妇女自身产生的激素量相近似时则不产生任何症状。对某些妇女来说，若药物中激素的含量显得过多或过少时，便会产生相应的各种症状。无论短效、长效、速效等避孕药，其不良反应大致有以下几种。

（1）类早孕反应：少数人服药后可出现恶心、呕吐、头晕、食欲缺乏、困倦等类似早孕的反应，短效的作用轻些，长效的在服药最初 2～3 个月的发生率高些。这些反应是由于避孕药中雌激素的影响所致，一般在口服短效避孕药 5～6 小时或口服长效避孕药 12 小时出现。防治方法：①短效避孕药在睡前服，长效避孕药在中午服用。这样当恶心、头晕等反应发生时,正好在熟睡中。服药2~3个月后,机体逐渐适应,反应便可消失,不需治疗。②服维生素 B_6 10毫克或维生素 C 100毫克,每日3次,能缓解症状。③反应重者,于服避孕药时加服1片不良反应抑制片,每片含奋乃静2毫克、维生素 B_6 及咖啡因各30毫克。

(2)皮肤褐斑:长期服药时,有些妇女面颊部可能出现像怀孕时的蝴蝶斑。妊娠期曾有色素沉着者用药后容易发生,并且与日光照射有关。防治方法:①有色素沉着倾向的人,可选用最小剂量避孕药。②避免面部受阳光直接照射。③严重者停药,色素斑有可能部分或全部消退。

(3)白带增多:一般多发生于用药2~3个月后,这是由于药物中的雌激素使宫颈腺体分泌增加所致。白带无色、透明、稀薄,对健康无影响,应注意外阴卫生,一般不需治疗。

(4)体重增加:少数人在服药期间体重增加,一般为暂时性,停药后大多能恢复正常。防治方法:服药后发生水肿者,要选用雌激素含量低的避孕药,如美欣乐或选择有利水作用的优思明。

(5)精神抑郁:计划生育心理卫生专业人员通过大量调查认为,口服避孕药与精神抑郁间并无直接关系。

（6）药物性皮疹：可表现为结节性红斑样丘疹、疱疹或单纯皮疹，伴有痒感。可改用低剂量避孕片及对症治疗，严重者应停药。

（7）血压升高：以长效避孕药多见。正常血压者服药后仅少数人（约占 4％）血压增高；原有高血压者，服药后血压进一步增高者约占 20％。若发现血压升高则应停药。

77. 女用避孕药对月经有哪些影响？

女用避孕药，尤其是短效口服避孕药，对月经没有不良的影响。如能严格按照规定服药，还能起到调经作用，使月经变得规则，月经血量减少，经期缩短，缓解痛经及经前期紧张症。对患月经不调、经量过多或痛经的妇女，服药后不仅能避孕，还能起到治疗月经病的作用。但因药物品种、剂量和个体差异，服药后有些妇女可能会出现一些月经变化。常见的月经变化有以下几种：

（1）阴道不规则出血：服药期间阴道出血——突破性出血，常发生在开始服短效口服避孕药的前 2～3 个月。原因可能是在服药中，漏服或药片受潮、糖衣剥脱而影响用药剂量，由于药量不足，致使子宫内膜部分脱落所致。另一种原因是个别妇女虽按常规剂量服药，药量仍显得不足，不能维持子宫内膜的增长，部分内膜脱落而出血。

出血往往呈点滴状,通常不需干预,若在服药后半期发生出血且量多,可停药,按一次月经处理。此种现象会随着用药时间延长而消失。平时要将避孕药保管妥当,服药前应检查药片是否完好,要求按时服药,不可漏服。用单一孕激素的避孕药(针剂或埋植剂)时,突破性出血的发生率比复方避孕药要高。例如,在使用阴道环、皮下埋植剂及醋酸甲羟孕酮避孕针的妇女中,有 20%～30% 的人会发生不规则阴道出血,随着用药时间的延长可逐步好转。不能耐受出血者,可以停药或换用其他的避孕方法。

(2)月经血量过少或闭经:经量减少不足 1/2 者可以不做处理。闭经 2 个周期以内者,应排除早孕,可继续观察;闭经 2 个周期或以上者应停药,采取其他避孕措施。一般在停药 3 个月内,绝大多数人能自行恢复月经。如仍不来月经,应测定性激素水平,并可采用人工周期治疗或用氯米芬促卵泡发育。

78. 女用避孕药与其他药物有何相互影响?

药物的相互影响是指 2 种或以上的药物合用,或先后使用时所产生的交互作用,这种影响可以是药物作用的增强或减弱,也可以表现为作用发生的快慢,作用时间的延长或缩短。

(1)影响避孕药效果的药物:①抗结核药。利福平是一种较强的肝脏微粒体酶诱导剂,它能加速避孕药的代谢,导致避孕效果降低或失败,且可能发生阴道不规则出血。②抗生素。氯霉素、氨苄西林和其他广谱抗生素抑制肠道内细菌生长繁殖,使葡萄糖醛酸酶下降,干扰甾体激素结合物的水解和肝肠循环,使甾体激素排泄加速,降低血药浓度从而降低避孕效果,而且增加突破性阴道出血的发生率。③抗真菌药。灰黄霉素亦可能降低避孕药的作用。④抗癫痫药。苯巴比妥、苯妥英钠等均可促进避孕药的肝内代谢,导致避孕失败和阴道不规则出血率增高。⑤解热镇痛药及镇静药。氨基比林、非那西汀等镇痛药与甲丙氨酯(眠尔通)、氯氮䓬(利眠宁)等安眠药,它们可能是微粒体酶的诱导剂,能促进避孕药代谢而降低其避孕作用。鉴于上述种种情况,服用该类药物时最好采用其他方法避孕为妥。⑥维生素 C。因增加炔雌醇生物利用度,故可以增强避孕药的作用。⑦三环类抗抑郁药。阿米替林、丙咪嗪可与避孕药在肝脏竞争共同的代谢酶,加强避孕药的作用和不良反应。

(2)受避孕药影响的药物:①避孕药能使以下药物的药效增强。镇静药(如地西泮)、三环类抗抑郁药、糖皮质激素、氨茶碱等,必须适当减量。②避孕药能使以下药物的药效降低。降血压药、抗凝血药、降血糖药。

79. 女用避孕药的安全性如何?

避孕药使用的安全性是广大妇女关心的问题,将在以下几方面予以阐述。

(1)肿瘤方面:国内、外大量流行病学调查表明,避孕药能降低子宫内膜癌及卵巢癌的发生,对宫颈癌与乳腺癌发生的危险性没有总体影响,对乳腺良性肿瘤有保护作用。

(2)代谢方面:避孕药对糖、蛋白质、脂肪代谢都有一定的影响。它可使糖耐量降低,所以糖尿病、隐性糖尿病及有糖尿病家族史者,最好不用或选用低剂量片。避孕药能使脂蛋白水平增高,对心血管疾病不利,可促使血压升高、动脉硬化,高血压及高血脂未得到控制者不宜服用。

(3)血栓性疾病:避孕药使凝血因子增高,主要是雌激素的作用,雌激素剂量高则血栓性疾病发生的危险性增加。有血栓史者不要服用。

(4)血压的影响:国外报道,血压正常的妇女长期应用口服避孕药后,个别人血压升高较为明显。

(5)肝、胆疾病:少数人可出现暂时性肝功能异常;个别人可出现黄疸、瘙痒症;由于药物影响胆汁排泄功能,故长期用药可促使胆石形成。国外报道,服避孕药组的妇女胆囊炎及胆石症的发生率均较对照组为高。

(6)子代健康：妊娠期用药，可能增加胎儿先天性畸形的发生率。避孕药失败而妊娠者，以做人工流产为宜。

(7)日后生育力：对生育力没有不利影响。低剂量短效口服避孕药使用者，停药后来过1次月经就可以怀孕。

甾体避孕药应用50年来的大量资料表明，它是一种最可靠的避孕措施，能避免意外妊娠，包括宫内及宫外妊娠，减少与妊娠相关的并发症，减少盆腔炎的发生，对痛经、经前紧张症、缺铁性贫血、子宫内膜异位症等还有治疗作用，对良性乳腺疾病有保护作用。若能准确掌握其适应证及禁忌证，选用低剂量片，在加强监测的情况下应用，便能避免不良反应，应该是安全、理想的避孕措施。

80. 应用女用避孕药的注意事项有哪些？

应用女用避孕药需注意以下事项：

(1)详细询问病史及进行体格检查，排除用药的禁忌证。

(2)协助选择合适的避孕药，并交代详细的服法，叮嘱按时服药(不要提前、错后或漏服)及告之可能出现的不良反应。要求妥善保管药品，将药放在小孩子拿不到的地方，以免孩子误服。

（3）为减少不良反应，短效口服避孕药宜在晚上睡前服，长效避孕药在午饭后服，养成定时服药的习惯，可防止漏服。如有漏服，应在 12 小时内补服 1 次。

（4）若准备生育，在停服短效口服避孕药来过 1 次月经便可以怀孕；使用长效避孕针或口服药者应在停药 6 个月后怀孕为好。

（5）服药期间欲改用其他节育方法，如绝育或放置宫内节育器，也必须服完本周期的药，不能中途停止，以免发生撤药性出血。

（6）长期服药者应定期进行乳房及妇科检查，并进行宫颈抹片检查。短效片服用 3～4 年，长效片服用 1～2 年后，最好停药并换用其他避孕方法，休息一段时间再继续应用。

81. 如何服用女性短效口服避孕药？

目前，国内常用的国产短效口服避孕药有以下 3 种，见表 1。

进口的短效口服避孕药有妈富隆（炔雌醇 30 微克及去氧孕烯 150 微克），达英 35（炔雌醇 35 微克及环丙孕酮 2 毫克），优思明（炔雌醇 30 微克及屈螺酮 3 毫克）及美欣乐（炔雌醇 20 微克及去氧孕烯 150 微克）等。

表1　短效口服避孕药

药　名	成　分		剂　型
	雌激素（炔雌醇）含量（毫克/片）	孕激素（炔诺酮）含量（毫克/片）	
复方炔诺酮 Ⅰ号	0.03	0.3	片　剂
复方甲地孕酮 Ⅱ号	0.03	0.3	片　剂
复方左炔诺孕酮 （左旋18-甲基炔诺酮）	0.03	0.3	滴　丸

　　短效口服避孕药，是国内外使用最早、最广、最成熟的一类避孕药。这类避孕药多由人工合成的雌激素和孕激素配伍而成。其优点是避孕效率高，平均达99.96%，上述的药物为低剂量片，不良反应小。

　　各种短效口服避孕药的雌激素都是炔雌醇，但配伍不同的孕激素，服用方法基本相同。服法：国内是从月经周期第5天，每晚服用1片，连服22天，通常在停药1周内来月经，于月经第5天，再开始服下一周期的药，如此周而复始。国外主张首次服药是在月经周期第1天，若在周期第2～5天服，则建议在开始服用的1周要采用其他的避孕措施。停药第8天开始下个周期用药（此时常不再是月经周期的第1天），每月服21天。但这两种服药方法的原则基本相似，都是在早卵泡期开始服药，这样能有效地抑制卵泡发育。按国外的服法更是万无一失。然而,根据国内多年使用的经验证明,在月经周期第 5 天开始服药,避孕效果不减,且月经周期可维持在 28 天左右,使用者也容易记得下次该用药的时间,只是要注意开始服药不可晚于月经周期第 5 天,以免避孕失败。月经第 1 天服药,本次月经周期会相应缩短,而且使用者往往难以记得下次服药的时间。无论采取哪种服法只要自己习惯,能按时服用,都会有很好的避孕效果及维持规律的月经周期。

服用时的注意事项:

(1)糖衣片的药物主要在糖衣上,服前检查糖衣是否完整,受潮、变形、破损的药片不可服用,否则剂量不足会导致避孕失败。

(2)漏服 1 次,应在次晨或 12 小时内补服 1 片,否则容易导致避孕失败及发生突破性出血。连续漏服 2 次或以上,本周期应采取其他避孕措施。

(3)服药期间夫妇一方短期外出,仍需坚持服完本周期的药。中途停药可造成撤药性出血而打乱月经周期。

(4)服药中途不能随意更换他种避孕药物。

(5)服完第 1 周期,停药 7 天不来月经者,可在第 8 天开始服用下一周期药,如第 2 周期停药后仍无月经来潮,则应在医师指导下换用其他避孕药或改用其他避孕方法。

（6）哺乳期闭经，准备断奶采用避孕药者，可先用孕激素撤退，在来月经第 1 天或第 5 天开始服药；无撤退出血者，在排除妊娠后便可开始服用。

82. 各类女性短效口服避孕药有何区别？

目前，普遍应用的短效口服避孕药均为人工合成的雌、孕激素复方制剂。其中，雌激素采用的是炔雌醇。炔雌醇是一种强效的口服雌激素，其效应比己烯雌酚强 10～20 倍，使用剂量小。早年短效口服避孕药中炔雌醇的含量 150 微克/日，如今已降至 30 微克/日，甚至还有更低的 20 微克/日者。

各类短效口服避孕药的区别主要是孕激素的不同，第一代短效口服避孕药中的孕激素有甲地孕酮、炔诺酮等；第二、三代的孕激素，包括左炔诺孕酮、去氧孕烯、孕二烯酮、环丙孕酮、炔诺肟酯及屈螺酮等。各种孕激素均具有孕酮的作用，区别在于同时具有其他不同的作用。例如，环丙孕酮有中枢及外周的抗雄激素作用，可降低血中的睾酮水平；与炔雌醇配伍的复方口服避孕药达英 35，在避孕的同时，还能有效地治疗雄激素过多引起的痤疮及多毛等症状，纠正多囊卵巢综合征高雄激素血症的病理生理状态。屈螺酮具有抗醛固酮及抗雄激素的作用，与炔雌醇配伍的避孕药优思明,可以消除水、钠潴留及降低雄激素水平,因此用此类药不会增加体重,还可以治疗经前期紧张综合征及痤疮等。

83. 女性短效口服避孕药有什么优点?

一般来说,短效口服避孕药的药物剂量较小,在体内的代谢时间短,服药后的不良反应也小,如服药初期的恶心、突破性出血等不良反应均比长效口服避孕药要小。经过数十年,数千万妇女使用短效口服避孕药的经验证明,它是一种相对安全、简便的避孕方法。这种避孕药使用得当,避孕效果可达99%以上,能同时预防宫内妊娠及宫外孕;在避孕的同时,还可用于治疗其他并存的疾病,这是其他避孕方法不具备的优点。此外,停药后来过1次月经就可以怀孕,这往往也是广大妇女关心的问题。

84. 女性短效口服避孕药有什么其他作用?

避孕是短效口服避孕药的主要作用,但不是惟一的作用。

短效口服避孕药还有许多其他方面的治疗作用,包括:①用于功能失调性子宫出血的止血及维持周期。②调整月经周期(用于周期不规律或经期延长者)。③控制排卵期出血。④治疗月经量多。⑤预防子宫内膜增生,用于长期无排卵者。⑥缓解痛经。⑦降低雄激素水平,纠正多囊卵巢综合征的病理生理及治疗痤疮和多毛。⑧控制经前紧张症。⑨卵巢早衰或早绝经妇女(指 45 岁前绝经)的激素替代治疗,缓解绝经症状及维持月经等。存在上述问题目前又不需要生育的已婚妇女,或未婚妇女均可使用短效口服避孕药。

85. 什么是低剂量口服避孕药?

短效口服避孕药均为雌、孕激素复方制剂。我国于 60 年代初研制口服避孕药时,参照国外的剂量,用药者出现较多的不良反应,如一些人在用药后有恶心、呕吐、头痛及体重增加等。众所周知,药物不良反应与药物剂量成正比。我国在世界上率先降低了药物剂量,使其在达到避孕目的同时,减少了不良反应。1967 年,短效口服避孕药在国内正式上市时的剂量仅为开始研制时的 $1/4\sim1/8$。

此后,国内外不断研究,试图再进一步降低炔雌醇含量,同时孕激素含量也有所降低。如今普遍应用的短效口服避孕药中炔雌醇的含量是 $30\sim35$ 微克/日,剂量相对低于过去的药物而被称为低剂量口服避孕药,还有炔雌醇含量仅为 20 微克/日者,称为最低剂量口服避孕药。

86. 国产与进口女性短效口服避孕药有什么区别？

国产或进口短效口服避孕药均是人工合成的雌、孕激素配伍的复方制剂,有相同的避孕机制及效果。

不同之处在于国产避孕药中配伍的是第 1 代或第 2 代孕激素,如甲地孕酮(1 毫克/片),炔诺酮(0.625 毫克/片)及左炔诺孕酮(0.3 毫克/片),剂量相对要大一些,每日服 1 片,每月服 22 日。

进口避孕药中,大部分采用的是强效的第 3 代孕激素,如去氧孕烯(150 微克/片),孕二烯酮(75 微克/片),剂量有所减少;另外,有些是配伍高选择性的孕激素,针对性更强,如达英 35 中的环丙孕酮有很强的抗雄激素活性,而优思明中的屈螺酮有抗醛固酮及利水,不增加体重等优点,为个性化选择提供了可能。每日服 1 片,连服 21 日。

无论服 21 日或服 22 日,对避孕效果都没有什么影响。

87. 如何服用女性长效口服避孕药？

长效口服避孕药是由长效雌激素——炔雌醚和不同种类孕激素配伍而成,主要利用激素从胃肠道吸收后贮藏在体内脂肪组织中,再缓慢释放而达到长效避孕作用。由于是长效,每月服用1片即可达到当月避孕的目的。

国内研制的长效避孕药有3种,目前最常用的是复方长效左炔诺孕酮片(左旋18-甲基炔诺酮),炔雌醚3毫克和左炔诺孕酮12毫克配伍而成。为了减少药物的不良反应,将药物剂量减少,即减量复方长效左炔诺孕酮片。市售的悦可婷每片仅含左炔诺孕酮6毫克,炔雌醚3毫克。避孕的有效率为96%左右。

服法与短效口服避孕药不一样,开始第1个月是在月经周期第5天午饭后服1片,间隔20天服第2片(也可以在周期第10天服第2片),以后按第2片的服药日期每月固定服药1片。因此,只要记住第2片服药的日子即可。一般在初次服药后10~15天来月经,开始2个月经周期可能缩短些,第3周期后恢复正常。有个别人发生闭经。若闭经1个月仍可按期继续服药;如闭经2个月或以上则应请医师查明原因。

从短效口服避孕药改用长效口服避孕药时,在短效口服避孕药周期服满后,次日开始服1片长效口服避孕药,以后按该服药日期每月服1片。

长效口服避孕药的服药日期固定,每月1次,使用方便。

88. 如何服用探亲避孕药及速效避孕药？

有些夫妇两地分居,平时不需服药,在探亲时可服用探亲避孕药。此类避孕药不受月经周期的限制,在探亲前1天或当天开始服用,即可起到速效的避孕作用。它们也全是甾体化合物,其中除53号探亲避孕药外,均为人工合成的孕激素。其避孕机制主要是通过改变宫颈黏液性状及子宫内膜状态,达到避孕目的。因用药剂量较大,所以作用快。其他如抗排卵,干扰受精卵和子宫内膜同步化等作用与短效口服避孕药相同。

虽然近年来我国研制的探亲药种类不少,但目前最常用的有以下2种。

(1)左炔诺孕酮:只含孕激素,没有雌激素。其避孕作用主要是在服药12小时就开始改变宫颈黏液的稠度,至16小时达高峰,使精子不能穿透宫颈黏液进入宫腔,同时还能改变子宫内膜的状况,使其不利于受精卵着床。有效率在99.9%以上。

服法:在探亲前一天晚上服第1片,以后每日1片。如果在探亲当天服第1片,必须在第二天早上加服1片,以后每日1片,连服14日。停药待月经来潮后,再改用短效口服避孕药。如果探亲不足14日,也必须服满14片,避免停药发生撤退性出血,月经提前。

(2)53号探亲药:主要成分是雌激素。其作用是引起子宫内膜的变化,使之不利于受精卵着床。有效率在99%以上。

服法:在探亲当天同房后服1片,第2天早上加服1片,以后每次同房后服1片。为了使避孕药在体内维持一定水平,使子宫内膜达到预定的变化,2次服药时间不能超过3～4天,也就是说即使3～4天内未同房,也须服1片,每次探亲期间至少服用8～12片。如果探亲期未服满8片,必须补足8片。如探亲未结束已服满12片,以后每次房事后仍需服1片,直到探亲结束。

89. 女用长效避孕针有哪几种? 有何优缺点?

女用长效避孕针剂是以孕激素为主,有些配伍少量雌激素,为脂溶性或水混悬液。肌内注射后,药物贮存于局部缓慢释放,以发挥长效的避孕作用。其避孕机制包括抑制排卵、改变子宫内膜及宫颈黏液等多环节的作用。常用者有复方己酸孕酮避孕针,又称避孕针Ⅰ号,其用法为第1针(2支)在月经周期第5天肌内注射,以后每周期第10～12天注射1支,注射1支可避孕1个月。此外,还有庚炔诺酮避孕针Ⅰ号,用法同己酸孕酮避孕针;复方甲地孕酮避孕针,每个月注射1次;庚炔诺酮避孕针Ⅱ号,每2个月注射1次;醋酸甲羟孕酮避孕针(狄波普维拉)每3个月注射1次。

长效避孕针的避孕效果可达95％以上;由医务人员给药,可及时掌握其用药效果及不良反应;胃肠道反应少见。其主要不良反应是月经紊乱,可表现为经期延长,系由于子宫内膜脱落不全引起,可在经前或经期加服短效避孕药4日,撤药后内膜全部脱落而止血;亦可为月经周期缩短、阴道不规则出血或闭经,酌情补充雌、孕激素,促使子宫内膜生长或撤药后内膜全脱落而止血。其他不良反应还有类早孕反应,如恶心、头晕、乏力及过敏反应等。

使用过程中要监测乳房,一旦发现乳房肿块,应立即停药。除按时、按量注射药物外,还应注意每次要将药液抽净,并做深部肌内注射,以达到满意的避孕效果及减少不良反应。出现不良反应要及时就医,以便得到及时的处理。

90. 什么是皮下埋植法避孕? 有何优缺点?

皮下埋植法避孕是将一定量的孕激素放入硅橡胶制成的胶棒内,埋入上臂皮下,由于药物缓慢恒定的释放而起到避孕作用,是一种长效避孕措施。其避孕机制是贮存在胶棒内的孕激素持续恒定地释放,并进入血循环,从而改变子宫内膜状态,使受精卵不能着床或改变宫颈黏液的黏稠度,使精子不能进入宫腔,有约半数的妇女排卵被抑制或导致黄体功能不足。

通常在月经来潮7日内,切开上臂内侧皮肤,将避孕胶棒埋入。第1代是在皮下埋植6个胶棒,使之按扇形排开(每个胶棒长3.4厘米,粗如火柴棍,内含左炔诺孕酮36毫克);第2代只需埋植2个胶棒(每个胶棒长4.4厘米,直径为0.24厘米,内含左炔诺孕酮75毫克)。手术操作简单,术后药物开始释放,24小时即可起到避孕作用。第1代可避孕5年,第2代可避孕4年。有效率达99%以上。到期取出,如需继续避孕,可以在取出时再埋入一组新胶棒。如在使用中希望生育,亦可随时取出,生育力可迅速恢复。

皮下埋植避孕方法简便,长效且可逆。不良反应是30%左右的使用者发生不规则阴道出血或闭经。若闭经时间过长,并出现体重增加等症状时,应停药观察,待月经恢复。

91. 什么是皮贴避孕?

将含雌、孕激素的避孕药物放在特殊贴片内,当其贴于皮肤后每日能恒定地释放一定量的药物,药物通过皮肤被吸收而达到避孕目的。通常每周使用1片,连续用3

周,停用 1 周,每月共用 3 片。

皮贴避孕的作用机制与短效口服避孕药相同,只是用药的途径有所改变。皮贴的药物被吸收后直接进入大循环,没有肝脏的首过效应从而减少了对凝血因子的影响,有助于防止血栓性静脉炎的发生,这种并发症在欧、美白种妇女中屡有发生,在我国很少见。

目前,国内尚无市售的避孕贴片。

92. 什么是紧急避孕?

紧急避孕是指在某些情况下发生了无保护性生活,即未采取任何避孕措施的性生活,或是所采用的避孕措施失败了,如安全套在性交时破裂或性交结束将套遗留于阴道中等,担心会有意外妊娠而采用的避免怀孕的紧急补救措施。这种措施能防止大部分或绝大部分的妊娠,但不能达到 100% 的有效,其保护作用也仅限于该次性生活。

93. 紧急避孕有哪些措施?

紧急避孕可以采用以下措施:

(1)药物:①强效孕激素。左炔诺孕酮片,商品名毓婷,每片含左炔诺孕酮 0.75 毫克;另有金毓婷,每片含左炔诺孕酮 1.5 毫克。在无保护性生活后 72 小时内可顿服毓婷2片或金毓婷1片,服用越早效果越好。失败率约为2%。②孕激素拮抗药。米非司酮可通过影响子宫内膜的发育,而不利于孕卵着床。在无保护性生活后120小时内,服用25毫克或10毫克,可以预防80%以上的妊娠发生。

(2)宫内节育器:带铜的宫内节育器可用做紧急避孕。在无保护性生活后120小时内将节育器放置子宫内,也是一种高效的紧急避孕措施,其妊娠率小于1%,最适用于日后需要长期避孕的妇女。

上述措施通过延迟、抑制排卵,影响卵子运输,影响受精,影响子宫内膜,抑制孕卵着床等机制,达到避孕目的。

94. 如何正确使用紧急避孕药?

目前,紧急避孕药——毓婷在市场上供应很普遍。广大妇女认为,这种避孕方法简便,因此应用也很随意。尤其是部分青年女性反复多次应用毓婷,而不采取稳妥的避孕措施,最终不是避孕失败,就是导致月经紊乱。

因此,妇女对紧急避孕药需有正确的认识,紧急避孕药只能对一次无保护性生活起到保护作用,而这种保护作用也达不到100%,且在本周期内不应该再有无保护性生活,否则妊娠率会很高。不应该将紧急避孕药作为常规避孕方法使用。

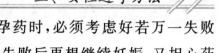

妇女在使用紧急避孕药时,必须考虑好若万一失败是否要此胎,以避免避孕失败后再想继续妊娠,又担心药物对胎儿发育造成不良影响。

95. 服用紧急避孕药避孕失败该怎么办?

应用紧急避孕药失败而妊娠,若要终止妊娠,可选择人工流产或药物流产。

有些紧急避孕失败的妇女往往会来妇产科向医师咨询,能否保留此胎?药物是否会引起胎儿畸形?对这一问题很难给出确切的答案。因为,胎儿的发育受太多内在及外在因素,有些还是未知因素的影响,有的孕妇从未接触过所谓的不良因素却生出畸形婴儿,同样的环境对每个人的影响也不相同,这是由于不同个体的遗传因素所决定。若按遗传学的定律来看,用药是在排卵期附近,也就是在下次月经之前,药物若对胎儿有影响,则胎儿不能正常发育,迟早会流产;若胎儿能按规律发育,则表明药物对胎儿没有什么影响。国内曾报道,紧急避孕药——毓婷失败者分娩的婴儿,与正常妇女分娩的婴儿在畸形率方面无明显差异,但毕竟是小样本资料,尚不足以作出药物对胎儿肯定无不良影响的结论,胎儿的取舍很大程度上取决于夫妇的意愿。对服用米非司酮紧急避孕失败者,由于药物可能对胚胎有一定影响,应以终止妊娠为妥。

在此,呼吁广大妇女对使用紧急避孕药应采取慎重态度。

96. 停用避孕药多久可以怀孕?

服低剂量短效口服避孕药的妇女若准备要孩子,在停药并来过 1 次月经后就可以怀孕。

应用长效避孕针、药的妇女,若准备怀孕,最好在停药后 6 个月,月经完全恢复正常时再怀孕为好。

97. 什么是阴道隔膜避孕? 阴道隔膜怎样使用?

阴道隔膜是一种安全、可靠的女性避孕工具。用时将其置于阴道顶端遮住宫颈口,阻止精子进入宫腔,从而达到避孕的目的,属于屏障避孕法。

阴道隔膜系用乳胶薄膜制成,四周边缘橡皮膜内镶有弹簧圈,所以既柔软又富有弹性(图 6)。依其弹簧圈外径的尺寸(毫米),分为 50、55、60、65、70、75 和 80 的 7 种型号。我国育龄妇女最常用的是 65、70、75 号。

采用阴道隔膜避孕,事先须经妇科医生检查,确认无禁忌证后,通过测量协助选择适当型号的阴道隔膜(型号过小,宫颈口遮盖不严,隔膜易移位,而造成避孕失败;型

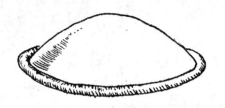

图6　阴道隔膜

号过大可能挤压、损伤阴道壁)，并教会使用。

　　合适的阴道隔膜是隔膜的后缘达阴道后穹隆，前缘达耻骨联合后上缘，其他各缘紧贴阴道侧壁，阴道隔膜部正好遮盖子宫颈。

　　放置阴道隔膜前，首先排尽小便，清洗双手，检查隔膜完整无损后，再将避孕药膏均匀地涂抹在隔膜的凹凸两面(图7)及边缘上。放置阴道隔膜时可取坐式、蹲式、站立弯腰式或半卧式(图8)。

　　放置阴道隔膜时，将两腿稍分开，一手分开大阴唇，

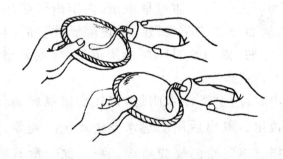

图7　阴道隔膜凹凸两面涂避孕药膏

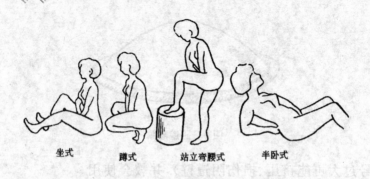

坐式　　　蹲式　　　站立弯腰式　　半卧式

图 8　放阴道隔膜的姿势

另一手的拇指和中指将阴道隔膜捏成椭圆形,凸面对着宫颈,沿阴道后壁向上方送入,直达阴道后穹隆,再将隔膜下缘向前方移动,使其达到耻骨联合后上缘,全部子宫颈被隔膜遮盖(图9)。放毕再用食指检查一遍,以确认放置正确。只要型号选择合适,放置正确,阴道隔膜不会影响正常活动,甚至大、小便均不会受到丝毫影响。

一般在性交后 8~12 小时取出阴道隔膜,这样避孕可以做到万无一失。如过早取出,阴道内可能还有存活的精子,从而导致避孕失败。阴道隔膜放置时间也不能超过 24 小时,以免长时间刺激阴道壁,导致分泌物增多而引起不适或感染。

取出时,用手指伸入阴道,钩住阴道隔膜的前缘,向外慢慢拉出。取出后用肥皂水及清水洗净隔膜,并检查有无破损。将完整的隔膜擦净、晾干,涂上滑石粉,保存备用。如保存得当,一个隔膜可使用 2 年左右。

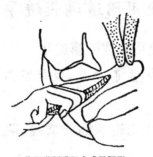

A. 将阴道隔膜捏扁成椭圆形，
放入阴道

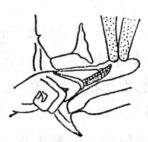

B. 顺着阴道后壁放进去

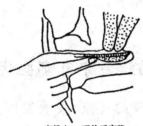

C. 一直推入，顶住后穹隆

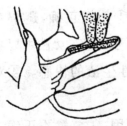

D. 用食指或中指把阴道隔膜
弹簧圈的前缘向上推

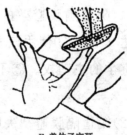

E. 盖住子官颈

图 9　放置阴道隔膜的步骤

98. 哪些妇女不能使用阴道隔膜避孕?

有以下情况的妇女不能使用阴道隔膜避孕。

(1)生殖道炎症,如阴道炎、盆腔炎症,反复发作的泌尿系感染及习惯性便秘者。

(2)阴道过紧,阴道畸形如阴道纵隔或横隔,阴道壁过松或膨出,子宫脱垂者。

(3)对橡胶过敏者。

(4)不能正确放置者。

99. 阴道隔膜避孕有哪些优缺点?

选用阴道隔膜的优点、失败原因及常见不良反应如下。

(1)阴道隔膜避孕的优点:①使用正确,避孕有效率可高达95%。②使用该方法简便、经济,女性可以更好地掌握避孕的主动权。③不影响性生活的快感。④对人体无害。

(2)阴道隔膜避孕失败的原因:①放置不正确。②隔膜有破损,放前未发现。③未配合使用杀精药物。④阴道隔膜的大小型号不合适。⑤性交后,过早取出阴道隔膜。

(3)阴道隔膜避孕常见的不良反应:①杀精剂对男、

女双方生殖道的局部刺激,可引发轻微的烧灼感。②橡胶或杀精剂引起过敏或不适。③用后未认真洗净阴道隔膜,重复使用可引起阴道炎症。④隔膜在阴道内放置过久,局部的刺激导致阴道炎症,分泌物增多。⑤型号过大,阴道隔膜的弹簧圈向前压迫尿道,引起膀胱尿道炎症,向后会压迫直肠而致便秘。

100. 女性外用避孕药有哪些?

女性外用避孕药即杀精剂,是通过改变精子细胞膜的渗透性以杀死精子从而达到避孕的目的。

杀精剂一般分为两种:一种是化学杀精剂,直接杀死精子;另一种是采用胶冻、霜剂或泡沫剂支持杀精剂,同时消耗精子的能量。杀精剂的剂型有栓剂、片剂、胶冻、药膏和药膜。杀精剂的主要成分为壬苯醇醚、烷苯醇醚和盖苯醇醚等。

(1)外用避孕药膏:是一种半透明的糊状物,每 100 克内含醋酸苯汞 0.09 克,规格为 50 克装入塑料管内。它能杀死精子,对人体无害,与阴道隔膜、避孕套合用效果更好,同时还可起到润滑作用。

(2)壬苯醇醚胶冻:是以壬苯醇醚为主药制成的半透明胶冻,不干扰人体健康及内分泌功能。其特点是能有效地使精子失去活力,破坏精子的细胞膜,从而杀死精子,以达到避孕的目的。

在性交前先打开避孕药膏或胶冻旋盖,将注药器(图10)接在塑料药管的螺口上,挤压药管,使药物进入注药器达到规定的刻度,然后取下注药器。妇女仰卧在床上,将注药器慢慢插入阴道深处,缓慢地旋转并推动注药器管芯,使药物均匀地涂布在宫颈口周围,注药完毕,取出注药器(图11)。

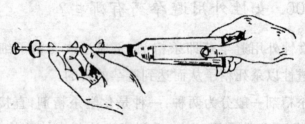

图10 避孕药膏或胶冻注入注药器

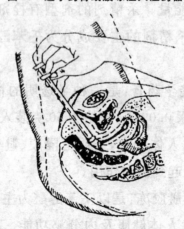

图11 避孕药膏或胶冻注药器用法示意图

(3)外用避孕药膜：主药分别为烷苯醇醚和壬苯醇醚，均为杀精子剂，杀灭精子而起避孕作用。其包装为药膜型，两张药膜之间有纸相隔，每片含量为50毫克。

(4)安乐醚外用避孕片：是白色泡腾片，内含壬苯醇醚100毫克和适量的发泡剂。把它放入阴道内溶解后会产生大量泡沫，除机械地阻止精子前进外，药物还能改变精子渗透压而杀死精子从而起到避孕作用。

101. 女性外用避孕药适合于哪些人？

女性外用避孕药适用于以下情况：

(1)育龄妇女有避孕要求，自愿选用外用避孕药者。

(2)哺乳期不适合使用口服避孕药或宫内节育器者。

(3)患全身慢性疾病，不适合使用口服避孕药或宫内节育器，又不愿采用其他方法避孕者。

102. 女性外用避孕药不适合于哪些人？

有下述情况者不适合应用女性外用避孕药：

(1)患有急性外阴炎、阴道炎、宫颈炎者。

(2)患有急性泌尿系感染者。

(3)对外用避孕药过敏者。

103. 使用外用避孕药膜应注意些什么？有何优缺点？

妇女在使用外用避孕药膜之前，先要清洗外阴，并洗净双手,将药膜揉成小团,用食指将药膜推入阴道深部直达后穹隆,约10分钟,待药膜充分溶解,才可性交。如放入药膜后30分钟后才性交,应再放1张药膜;若1小时后再有性交,应再放1张,以提高避孕效果。否则易导致避孕失败。注意勿将药膜间的纸片误当成药膜使用。如发现药膜变硬(天冷时易出现这种情况),只需用手心稍加温后即可再用。药膜一般可在防潮情况下保存2年,只要不过期就可使用。

避孕药膜的优点是用法简便,对人体健康无害,不干扰内分泌功能及正常月经。缺点是使用不当可影响避孕效果;有少数妇女对外用避孕药膜过敏,如外阴局部有瘙痒、烧灼感、红肿等不良反应,应改用其他方法避孕。

104. 使用外用避孕药片应注意些什么? 有何优缺点?

外用避孕药片是一种发泡性避孕剂,为白色圆形药片,内含杀精子剂壬苯醇醚100毫克和适量的发泡剂。妇女在放药前,先将药片用水浸湿一下,再用手将其推入阴道深处,5分钟后药片溶解即可性交。

(1)注意事项:①在性交射精6小时后方可用温水洗净阴部,提前清洗会影响避孕效果。②使用时,要按规定方法将药片放入阴道深部,不可过浅。③药片放入后不

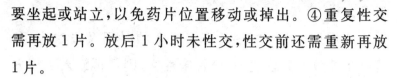

要坐起或站立,以免药片位置移动或掉出。④重复性交需再放 1 片。放后 1 小时未性交,性交前还需重新再放 1 片。

(2)外用避孕药片的优缺点:优点是使用简便,不影响性快感,不影响内分泌功能。缺点是避孕效果不及口服避孕药及宫内节育器。少数人对药物过敏,发生局部烧灼感及不适等,则应改用其他方法避孕。

105. 如何使用避孕栓? 有何优缺点?

避孕栓是一头为尖形的栓剂,主要成分为醋酸苯汞或壬苯醇醚等杀精子剂。它在体温条件下经 10~15 分钟后溶化为液体,直接杀死精子或影响精子的活动;溶化后的药液呈油状,涂布于子宫颈口,可阻止精子进入子宫腔,从而起到避孕的作用。

在性交前,应将剥去包装的避孕栓 1 枚轻轻推入阴道深部,5~10 分钟溶化后即可性交。性交后大部分液体随阴道分泌物与精液排出体外。射精后 6 小时方可用温水洗净外阴部。

避孕栓的优点是用法简便,不影响性快感,药物本身无任何不良反应。壬苯醇醚栓在体内杀精效力及速度明显高于壬苯醇醚膜。缺点是避孕的效果不及口服避孕药及宫内节育器,少数对药栓过敏的妇女应改用其他方法避孕。

　　使用避孕栓时,一定要按规定的时间及方法应用。若避孕栓放入后超过30分钟未性交,则需再放入1枚方可性交。当室温较高时,避孕栓易变形,变形后仍可应用,但若变色或变质则不可使用,以免影响其避孕效果。栓剂易损坏橡胶,故不宜与阴道隔膜、避孕套等同时使用。

　　患有阴道炎、阴道过度松弛、子宫脱垂者,不宜使用避孕栓。

106. 如何使用阴道避孕海绵？有何优缺点？

　　阴道避孕海绵呈圆形,其直径约为5.5厘米,厚度约为2.5厘米,一面凹陷可盖住宫颈口,一面有环状带子便于在房事后拉出海绵。避孕海绵内浸满杀精子剂——聚氨基甲酸酯,内含壬苯醇醚及柠檬酸等。

　　在性交前将避孕海绵放入阴道,海绵可释放杀精子剂杀死精子或影响精子的活动,同时海绵的屏障作用可阻止精子进入宫腔,从而达到避孕的目的。

　　使用避孕海绵时,应先用净水将其浸湿,以激活其中的杀精子剂,然后将其放入阴道深部,并注意要将凹陷面盖住宫颈,10~15分钟后即可性交。一般避孕海绵持续作用时间可达 24 小时,性交后 6 小时才可将海绵拉出。

避孕海绵的优点是用法简便,一次放入后 24 小时内可多次性交,正确使用有一定避孕作用;若与避孕套或安全期避孕等方法合用,还可增加避孕效果。缺点是费用较贵;避孕失败率较高;少数妇女对杀精子剂有过敏反应,如阴部出现皮疹、全身发热、腹泻、疼痛等,需要及时就医,并改用其他避孕方法。

除有过敏史者应禁用避孕海绵外,凡有阴道炎、阴道壁松弛、子宫脱垂或畸形者亦禁用避孕海绵。少数妇女性交后海绵取出困难,或取出时将海绵拉碎,则应去医院请医生协助取出。性交后若发现海绵移动,未能很好地盖住宫颈口,则应立即采取补救措施以减少受孕可能。

107. 如何使用阴道环? 有何优缺点?

阴道环系用硅胶制成,其外径为 50～60 毫米,粗约 9 毫米,内含有激素类药物,常用的孕激素为左炔诺孕酮、甲地孕酮等。环放入阴道后将持续恒定地释放激素,激素不断被阴道上皮吸收,致血内激素水平达到能改变子宫内膜及宫颈黏液,不利于受孕或阻碍孕卵着床,而起到长效避孕作用。

阴道环使用的方法有多种,常用的方法是在月经周期第 5 日将环放入阴道,环后缘达到阴道后穹隆,前缘达耻骨联合后上方,留置 3 周后取出。取出后,孕激素撤退而来月经。如此反复应用。还有将环留置阴道内 3 个月,甚或 1～2 年的持续用法。国内的阴道环有上海生产的甲硅环(含甲地孕酮)及左炔诺孕酮环等。

　　阴道环的避孕效果可达 95％以上,使用简便,一种型号的阴道环可适用于大多数需避孕的妇女,无需更改型号。只要环的表面能紧贴阴道壁,药物即可经阴道黏膜吸收,而起到避孕的作用。阴道环虽含有性激素,但并不干扰人体正常内分泌功能。

　　阴道环有一定的不良反应,如不规则阴道出血,一般可加服小量雌激素或短效口服避孕药来止血。少数妇女环脱落或带环受孕;干扰性生活或因经常阴道出血引发生殖道感染,只见于个别妇女。

　　经常取蹲位活动的妇女,以及患阴道炎、阴道壁松弛、子宫脱垂等情况者,不宜使用阴道环。

108. 什么是安全期避孕? 可靠吗?

　　安全期避孕是指不采用任何避孕方法,只是避开排卵期前、后最容易受孕的危险时段性交,以达到避孕的目的。

　　妇女排卵期一般是在下次月经前 2 周左右,卵子通常仅在排出后 24 小内具有受精能力。精子进入女性生

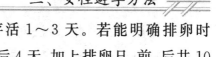

殖道后,条件适宜时能存活 1~3 天。若能明确排卵时间,在排卵前 5 天和排卵后 4 天,加上排卵日,前、后共 10 天的受孕危险期内避免性交,就是安全期避孕。

下面介绍 2 种常用判断排卵期的方法。

(1)月经卡片法:自月经来潮第 1 天开始记录,连续记录 3 个月,以了解月经周期的规律性。凡周期规律者便可自己推出下次月经前 14 天的日期,即排卵期。

(2)基础体温测定法:基础体温是指经 6~8 小时睡眠后测得的体温。睡前,应将体温表水银柱甩至 35℃ 以下,放在枕旁。醒后不进行任何活动,先将体温表放在舌下测量,并逐日将体温划在表格上。生育期妇女在排卵前的体温偏低,排卵时体温更低或不低,排卵后体温上升,并持续到下次月经来潮。这种双相型体温变化,反映卵巢有正常的卵泡发育、排卵及黄体功能。低温到高温的转折点,即排卵期。测定数月便能掌握自己的排卵规律。

月经周期规律,夫妇经常在一起生活,并能正确地掌握安全期的妇女才可以使用安全期避孕。新婚、两地分居的夫妇,哺乳期、流产后或精神情绪不稳定的妇女,不适合使用安全期避孕。

由于排卵规律会受大脑皮质状态及精神、情绪的影响而发生变化,有时在安全期出现额外排卵,使得安全期变得不安全了。因此,该法对于月经一向规律,又有一定使用经验的妇女也并不是万无一失的。

109. 哺乳期妇女要避孕吗? 应注意些什么?

哺乳期的妇女,由于婴儿吸吮乳头,刺激垂体前叶分泌催乳素和垂体后叶分泌催产素,从而抑制促性腺激素释放激素的分泌,致使卵巢功能低下,子宫萎缩变小且软及闭经。产后最初 2 个月内的妇女,对婴儿的吸吮反应最为敏感。据报道,婴儿 30 分钟的吸吮,可使催乳素的释放达到高峰。利用充分哺乳,抑制卵巢功能,达到控制生育的目的,即哺乳期避孕,这是一种自然避孕法。

哺乳期避孕通常适用于产后 6 个月内,且婴儿是以母乳为主要食物来源的母亲(指每 3～4 小时哺乳 1 次,每次婴儿能吃饱,每天哺乳 6 次或以上)。产后 6 个月,妇女月经多已复潮,母乳量常有不足,或婴儿已添加辅食,不能再保证全量哺乳。此时,妊娠的风险就会明显增加,故应适时采用其他方法避孕,否则即使延长哺乳期也仍然可能怀孕。有时怀了孕自己还未能及时发现,待妊娠月份大了才发觉,给终止妊娠带来困难,还会使自己身体受到较大的损害。

哺乳期避孕可以采用男用避孕套、女性外用避孕药或阴道隔膜,条件合适者可以放置宫内节育器,还可以使用不影响乳汁分泌及婴儿健康的孕激素长效避孕针,或皮下埋植等避孕法。不要采用雌、孕激素配伍的避孕针、药,以免影响乳汁分泌及婴儿的发育。

110. 女性绝育术的历史是怎样的?

输卵管绝育术的历史可追溯到古希腊名医希波克拉底时代,他主张对患精神病或癫痫的妇女行永久性绝育术,以免遗传给后代。1823 年,有人为避免剖宫产后再妊娠危及母亲的健康与生命,首先给剖宫产者施行了输卵管结扎术。后经多年研究,许多学者创用了粗丝线结扎输卵管,输卵管部分切除,输卵管组织内埋藏,或机械性压挤、药物腐蚀、烧灼、栓子堵塞及钳夹输卵管等许多输卵管绝育的方法。在 19 世纪初,使用简单、安全、失败率低的麦氏法(输卵管压挤结扎)及波氏法(输卵管双折结扎切断法)后,女性输卵管结扎术才得以推广使用。此后,不断推出许多新术式,经多年临床实践与不断完善,其中一些女性绝育手术已被淘汰,剩余的不过 10 种左右。现国内最常用的是输卵管抽心近端包埋法,其失败率 0.2%~0.5%;输卵管双折结扎切除法失败率 0.3%~1.5%。输卵管结扎术失败者或慢性输卵管炎及输卵管系膜撕裂出血者,可做输卵管切除术。

依手术途径分类,有腹式、阴道式、腹股沟式,后两种近年来已很少应用。腹式的切口有直切口、横切口。提取输卵管的方法有指板法、卵圆钳法、吊钩法、指夹法等。

腹腔镜输卵管绝育术是近 40 年发展起来的一项新技术,国外使用普遍,1979 年引入国内,首先在大城市的医院中开展,现已普及到许多地方。

随着计划生育工作的开展,对绝育术可逆性的要求愈来愈高,输卵管硅胶塞、输卵管埋线银夹术等,都是应运而生的新方法。为更好地落实计划生育政策,还需要研究出更简便、安全、有效、可逆的输卵管绝育方法。

111. 女性输卵管绝育术的避孕机制是什么?

妇女的输卵管是 1 对细长而弯曲的管道。它位于盆腔,紧贴在卵巢的前上方,其近端分别与左右的子宫角相通,远端开口于腹腔,长 8～14 厘米,可分为间质部、峡部、壶腹部和伞部。它也是从阴道经宫腔直通腹腔的一条通道。

输卵管的主要作用就是摄取卵子,输送精子、卵子和受精卵。输卵管本身有收缩和蠕动作用,其伞部可以将卵巢排出的卵子摄取到管内。如果卵子在输卵管里遇到精子,两者结合成为受精卵。输卵管借助于本身平滑肌收缩和蠕动,以及黏膜上皮细胞的纤毛摆动,便可以将受精卵输送到子宫腔。受精卵适时植入子宫内膜,最终发育成胎儿。

无论是切断、结扎、电凝、环夹输卵管等手术,或采用药物致使输卵管堵塞——粘堵或栓堵,全都是阻塞输卵管管腔,使卵子和精子不能相遇而达到永久不生育的目的。其中,输卵管结扎术使用最为广泛。

112. 女性输卵管绝育的方法有哪几种?

女性输卵管绝育的方法不外乎手术和非手术2种。

(1)手术绝育的途径、方法及时期:①手术途径。分为腹式(直切口或横切口)、阴式、腹股沟式及腹腔镜等。以腹式占绝大多数,此外为腹腔镜手术,其他2种方法基本淘汰。提取输卵管的方法有指板法、卵圆钳法、吊钩法及指夹法等,依术者的特长选择。②手术的方法。单纯结扎、结扎切断、抽心包埋、电凝输卵管、在输卵管上套环或上银夹或上弹簧夹等。③手术的时期。非妊娠期、人工流产术后、中期妊娠引产后、足月产后、剖宫取胎术或剖宫产的同时绝育等。

(2)非手术绝育:其历史也很悠久。从1849年开始,就有人用导管套着裹有硝酸银的探针,通过子宫颈管至宫腔内输卵管口处,腐蚀输卵管以进行绝育。20世纪

60～80年代,栓堵输卵管的研究进入高潮,1982年国际女性非手术绝育会议把这类手术统称为"经子宫绝育术"。其中包括:①物理或机械阻塞法。在宫腔镜下电烧或冷冻封闭子宫角处的输卵管口,或将硅胶塞塞住输卵管—子宫腔端的开口。②药物堵塞法。向子宫腔内注药,或用硝酸银腐蚀子宫角处的输卵管口;从子宫角处向输卵管内注药;或用塑料管直接插入输卵管内定量注药等。

通过上述措施,造成输卵管管腔永久性或可逆性堵塞。

113. 哪些妇女适合做输卵管绝育术? 何时做最好?

输卵管绝育术和其他手术一样有其适应证与禁忌证。

(1)适应证:①已婚妇女,夫妇双方自愿由女方进行绝育手术。②严重内科疾病或遗传病,如心脏病、心功能不全、肾功能不全、精神病或严重遗传病等,不应生育者,即使无子女,如病情需要,亦应积极向病人和家属建议终止妊娠并绝育。③2次或以上剖宫产,经夫妇同意可以在剖宫产同时做绝育手术。

(2)禁忌证:①感染性疾病急性期,如呼吸系统或泌尿系统感染、急性或慢性盆腔炎或腹壁感染等,需治愈后再手术。②全身性疾病不能耐受手术者,如产后大出血,严重贫血,凝血功能障碍,急性心、肝、肾等疾病,待情况好转后再做手术。③严重的神经官能症、癔症患者或思想顾虑很大者,必须解除思想顾虑后再做手术。④术前24 小时内体温在 37.5℃以上者暂缓手术。

(3)手术时间:①非孕期,月经净后 3～7 天较为适合。②人工流产术或取环时,应先行人工流产术或取环后再做绝育术;中期引产后 2～3 天进行手术。③顺产情况良好,宜在产后 24 小时之内进行;难产或有并发症,需待病情稳定后手术。④剖宫产或其他妇科手术同时做绝育手术。⑤哺乳期未来月经者,须除外妊娠后再施术。

(4)术前准备:①做好受术者的思想工作,除了宣传计划生育方针、政策外,应晓以绝育相关知识,解除各种思想顾虑。②详细询问病史,进行体格检查,包括妇科检查。③必要的化验检查,如血、尿常规,血型,肝、肾功能,乙肝表面抗原,梅毒血清反应,艾滋病抗体,丙肝抗体及心电图等。④术前清洁腹部及外阴皮肤,剃去阴毛,可用75％酒精清除脐轮污垢,非手术绝育者可免。⑤麻醉选择,酌情选用局麻或硬膜外麻醉等。

114. 怎样经腹行输卵管绝育术?

输卵管位于盆腔内,经腹施行绝育术是最传统的方法。临床实践证明,它是一种安全而有效的方法,也是现今我国女性绝育术中应用最广泛的一种方法。可通过以下几个步骤进行。

(1)腹部切口:自外而内地经过皮肤、皮下脂肪、筋膜、腹膜而进入腹腔。切口部位高低依手术时期的不同而定,产后切口应在宫底下两指;非孕期、人工流产术后,为耻骨联合上 3 厘米;如子宫较大则相应提高。手术切口有正中直切口和横切口 2 种,直切口暴露较好,遇有困难时延长切口方便;横切口因与皮肤纹理一致,愈合佳,美观是其优点。必须强调,一是忌只图快,切时不分层次,一刀进入腹腔,这样易发生脏器损伤;二是不要仅为了美观,切口过小,造成手术困难。

(2)暴露输卵管:可用卵圆钳取管法、输卵管吊钩取管法、指板取管法等,依术者的习惯而定。不论用哪种方法提取输卵管,都必须见到输卵管伞端,确认为输卵管无疑,方可结扎;术中检查卵巢,有异常者应进行处理。

(3)结扎方法:目前,推广应用的输卵管抽心近端包埋法已成为标准的结扎方法。先切开输卵管浆膜,提起一小段输卵管,结扎切除 1～1.5 厘米后,将近端包埋在卵管系膜内,远端留在系膜外。该结扎方法安全,不损伤系膜血管,使切断的两端分开较远,失败率约 0.2%。此外,还有双折结扎切除法,失败率为 0.3%～1.5%。

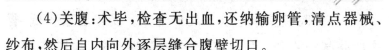

（4）关腹：术毕，检查无出血，还纳输卵管，清点器械、纱布，然后自内向外逐层缝合腹壁切口。

输卵管银夹绝育术：1975年，湖南首先开展了银夹的临床研究。切口及提输卵管法与上述相同，然后将99.96%纯银制成的 U 形小夹，安置在输卵管距子宫角2～3厘米处的峡部。此法操作简便安全，术时痛苦小，损伤轻微，术后并发症少，并有良好的可复通性，目前全国使用已超过250万例。但必须严格掌握它的适应证和操作方法，如遇输卵管炎症、增粗、水肿时，则不宜使用。

115. 如何经腹腔镜做输卵管绝育术？

腹腔镜下输卵管绝育术也属于手术绝育，但它不同于一般开腹绝育术，而是通过腹腔镜，采用输卵管电灼、上硅胶套环或上弹簧夹等法进行绝育术。据报道，国外每年约有数十万妇女施行该项手术。此项技术自1979年引入国内，现已普及到很多医院。国内外公认它是一种安全、有效、并发症少的绝育方法。此法需要注意以下问题：

（1）适应证与手术绝育法大致相同，但多在非孕期或人工流产术时施行。禁忌证包括腹膜粘连、结核性腹膜炎及腹部大手术史、重度心肺功能不全、横膈疝或过度肥胖等。

(2)腹腔镜操作分以下几个步骤。受术者取头低、臀高的膀胱截石位。术者消毒并放置举宫器,在脐窝或脐轮下做1～2厘米的小切口;于腹腔内注入二氧化碳气体2～3升以建立气腹;插入套管针证实进入腹腔后,置入连接好冷光源的腹腔镜,首先探查子宫、卵巢和输卵管等盆腔器官,再暴露输卵管,采用电灼、硅胶套环或弹簧夹,在适当的部位将输卵管烧灼、套住或夹住,以达到绝育的目的;术毕排出气体,拔出套管,缝合伤口。

(3)电灼法失败率为0.1%～0.3%,但易损伤肠管等周围组织,失败后宫外孕发生率较高,复通的可能性小。硅胶套环及弹簧夹失败率分别为0.3%～4%、2.6%左右,输卵管损伤小,复通率高,适用于年轻仅有1个孩子的妇女。

(4)腹腔镜绝育术较简单,可在门诊进行,手术后休息6～8小时就可以回家。手术在直视下进行,准确率高,对腹腔干扰轻,损伤脏器机会少,并可发现或除外一些疾病,如盆腔炎、肿瘤、生殖器畸形及阑尾炎等。该项手术需要一定的医疗设备,手术者还需要有丰富的经验,术中操作要细心,否则仍可能发生严重并发症。

116. 不开刀能做女性绝育术吗?

不需开腹或使用腹腔镜的女性绝育,即各种"经子宫绝育术"。我国自 20 世纪 70 年代开始,在广东、上海、陕西、山西等省市,对输卵管的药物粘堵术及栓堵术进行大量动物实验和临床研究,目前推广使用的为输卵管粘堵术。

(1)作用机制:应用的复方苯酚糊剂和苯酚胶浆剂中的主要药物为苯酚和米帕林(阿的平),在输卵管局部引起化学性炎症反应,导致管腔粘连堵塞。输卵管管腔完全堵塞后,阻止精子、卵子相遇,从而达到绝育的目的。

(2)手术时间:以月经净后 3~7 天为宜;放节育器者于取器时即可施术;产后 3 个月(含哺乳妇女),除外早孕也可以施术。

(3)手术方法:在空心金属导管指引下,将另一空心的细塑料管插入,达输卵管间质部 0.5~1 厘米处,先注入 10 毫升生理盐水,如无阻力,无盐水外流则证实已插入输卵管内;再自塑料管内缓慢注入 0.12 毫升药液至输卵管内。用同法进行对侧输卵管注药。受术者在术后休息片刻,即可摄 X 线下腹部平片,因药液中有显影剂,根据药液充盈输卵管的长度,可判断注药是否成功。未见输卵管充盈或仅一侧充盈,可在下次月经后(或隔期)补注药物。

(4)手术优缺点:该法具有不需开刀、不要住院、痛苦少等优点,被群众称为"打针绝育法",深受欢迎。据流行病学调查,粘堵绝育失败率为 1%～4%。因手术为盲操作,操作成功率约 90%,如在宫腔镜下操作将会提高成功率;对操作技术要求较高;药物腐蚀输卵管黏膜,通常使输卵管的间质部和峡部闭锁,复通困难,本法只适用于年龄较大、有 2 个以上孩子的妇女。

(5)注意事项:可疑失败者须用其他方法避孕及随诊,以免受孕。个别人若因药液注入子宫外或腹腔内,引起急性化学性盆腔炎或腹腔炎时则应积极治疗,以免发生更严重的后遗症。

117. 输卵管绝育术的并发症能避免吗?

输卵管绝育术是一种简便、安全、有效的手术,因仅仅堵塞输卵管管腔,不影响卵巢及其他脏器,通常不会出现并发症。腹部或腹腔镜下输卵管绝育术,偶可出现一些并发症,有些与手术有关,有些是受术者的精神因素造成的。输卵管绝育术中及术后近期发生的并发症,包括损伤、出血、感染及异物残留于腹腔。

(1)脏器损伤:多为膀胱及肠管损伤,与其解剖位置邻近子宫及输卵管有关。常因术者未遵守手术操作规程,操作粗暴或技术不够熟练所致。只要严格按照手术操作的基本要求,损伤是可以避免的。一旦发生脏器损伤应及时处理,包括脏器修补术等,否则可导致严重后

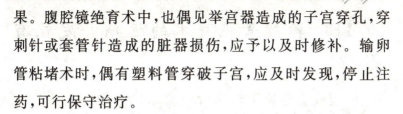

果。腹腔镜绝育术中，也偶见举宫器造成的子宫穿孔，穿刺针或套管针造成的脏器损伤，应予以及时修补。输卵管粘堵术时，偶有塑料管穿破子宫，应及时发现，停止注药，可行保守治疗。

（2）出血与血肿：输卵管系膜血运丰富，妊娠时尤甚。术中，提取输卵管要稳、准、轻；结扎时，尽量避开血管丰富处；发现出血或血肿时，要彻底止血。腹腔镜放置硅胶套环时，如遇出血，可将套环套住出血处或电灼止血。

（3）感染：可为切口感染、盆腔感染，偶有腹腔感染。多因患者术前有慢性输卵管炎、盆腔炎未被发现，或术中没严格执行无菌操作所致。如患者术后持续发热，伴有明显下腹部疼痛，应及时就诊，及早抗感染治疗以控制病情。

（4）腹腔异物遗留：输卵管绝育术因切口小，使用敷料也少，一般不会遗留异物。但如遇手术不顺利、麻醉不满意、出血、受术者鼓肠、肠管挡住视野等情况，应用敷料较多，在关腹前又未认真清点敷料、器械，偶有异物遗留腹腔中，个别的甚至多年后才被发现。术后一旦发现异物残留，应及时开腹取出。

只要术者谨慎小心，严格执行操作规程，以上几种并发症是可以避免的。

118. 输卵管绝育术的远期并发症有哪些？

经腹或腹腔镜下输卵管绝育术的远期并发症较少见,偶有慢性盆腔炎、肠粘连、月经异常、盆腔静脉淤血症及异位妊娠(宫外孕)等。

(1)慢性盆腔炎:多由于患者术前有慢性盆腔炎,或术后急性感染治疗不彻底所致。术后发生腹痛、发热,妇科检查发现附件增厚,有包块及压痛。应以预防为主,严格掌握手术禁忌证,有生殖道炎症者应先治愈后再手术。术时,执行无菌操作,动作轻柔,避免组织损伤;术后出现急性感染时,要积极彻底治疗,以免转成慢性;慢性炎症则应以综合治疗为主。

(2)肠粘连和大网膜粘连:极少发生。指术中腹腔内无炎性粘连,以后又未施行其他手术,而在绝育术后出现一系列不全性肠梗阻或完全性肠梗阻症状,经腹部 X 线检查或手术所见证实者。预防方法主要为手术操作时应稳、准、轻,切忌反复钳夹肠管及大网膜,如术中误伤肠管应及时修补;术后鼓励患者早日下床活动。治疗以对症治疗为主,轻者用理疗、中药;重者需手术治疗。

(3)盆腔静脉淤血症:指术中未发现盆腔异常,而在术后发生了盆腔静脉淤血。产生的原因是术后盆腔慢性炎症、粘连,导致盆腔静脉回流受阻,静脉淤血、曲张;输卵管结扎时折叠或切除过多,引起局部瘢痕或粘连,以致输卵管系膜静脉回流障碍。严重者静脉怒张成团或呈瘤状,并伴有淋巴管回流障碍及淤积怒张。典型症状为下腹部痛、腰痛、性交痛、月经量和白带增多,以及自主神经功能紊乱等。临床确诊此症较为困难,需通过详细病史询问、妇科检查,配合腹腔镜、盆腔静脉造影、B超等辅助检查方可证实。发病时间较短或症状较轻者可行保守疗法,除注意休息,调整饮食,增强体质外,还可用中药或物理方法治疗等。保守治疗无效时可行手术治疗,酌情行输卵管切除术或子宫切除术。多数病人术后症状明显减轻或消失,并可恢复健康和劳动。

(4)月经异常:指术前月经正常,术后连续3次月经周期、经期或经量异常,影响健康和劳动者。绝育手术是否会引起月经异常,意见并不一致。有认为绝育术时影响了卵巢血液循环,可引起月经异常。目前推广的输卵管抽心近端包埋术很少影响血运,故一般对月经无影响。月经紊乱者可用激素或中药调理。

(5)异位妊娠:输卵管结扎术失败率极低,失败者中偶有发生宫外孕者,据报道为0.46‰。腹腔镜电凝输卵管绝育术失败后宫外孕的发生率较高。因此,当绝育术后出现停经、不规则阴道出血伴腹痛,要警惕宫外孕的可能。确诊后若施行手术治疗，术中应切除双侧输卵管。

（6）神经官能症：术前正常，而在输卵管绝育术后出现一系列躯体上及精神上的症状，包括头痛、头晕、乏力、腰酸背痛、失眠、胃纳差、消瘦、四肢麻木、情感失调等，影响生活与工作，但并未查出器质性病变，则应考虑神经官能症的可能。它的发生与以下因素有关：术前未做好宣传教育和思想工作，患者心存恐惧、疑虑；术中医护人员保护性医疗做得不够；手术困难或手术时间过长等不良刺激，使受术者产生不安、疑虑；术后出现某些暂时性不适及异常现象没有得到及时处理。预防方法：术前一定做好思想工作，国外多建议术前先通过心理医生消除受术者的种种顾虑；术者除技术上精益求精外，还应注意保护性医疗，不随便讲与手术无关或不利于病人的话；术后出现异常情况要及时检查，积极处理。治疗方面：除解除顾虑，合理安排生活及采用药物对症治疗外，还可请神经精神科医生协助治疗。

119. 输卵管结扎后还能做复通术吗？

输卵管绝育术后，由于种种原因如子女伤亡、婚姻变更等，要求再生育者可行输卵管复通术。复通术属整复手术，需将输卵管结扎处的瘢痕切除，再行输卵管端端吻合术、造口术或输卵管宫角移植术等。

20 世纪初,有人开始行输卵管绝育术后的吻合术,肉眼下进行手术,成功率 4%~30%。60 年代后期,显微外科技术用于输卵管结扎后的复通术,吻合后妊娠率明显提高,高者可达 80%以上,还降低了术后宫外孕的发生率。

复通术的适应证、禁忌证及手术前、术后注意事项如下。

(1)适应证:①绝育术后因种种特殊原因希望再生育者。②年龄在 40 岁以下。③月经规律,排卵功能良好;男方精液正常。④身体健康,无心、肝、肾或严重高血压等不适宜妊娠的疾病。

(2)禁忌证:①双侧输卵管切除术后。②卵巢功能衰退或其他原因不排卵者。③存在不宜妊娠的疾病,或各种疾病的急性期,或有结核性腹膜炎史。④男方存在不育因素。

(3)术前术后注意事项:①详细询问病史,着重月经史、生育史、绝育方法及术后有无发热、腹痛等。②再婚者,男方应做精液和生殖器官的常规检查。③做子宫输卵管碘油造影或腹腔镜检查以确定输卵管阻塞的部位。④交代复通术的成功率及可能发生的并发症,特别是发生宫外孕的可能。⑤手术通常在月经干净 3~7 天进行。⑥术后尽早下床活动,以防发生粘连。⑦由腹部留置支架,可于术后 2~3 周时取出。宫腔内放置的支架,于术后 2 周内取出。⑧无支架者,术后 3～7 天行第 1 次通液术,下次月经后再做 1 次。⑨术后 6 个月未妊娠者,可再次行输卵管通液术,或做子宫碘油造影。确认复通术失败者可以考虑做试管婴儿术。

120. 妇女在输卵管绝育术后会不会"变性"?

有些妇女担心做了输卵管绝育术会使自己"变性",如长胡子、嗓音变粗、不来月经等;有些则顾虑会影响性欲,容易变老,或变得不男不女等,这些想法完全没有科学依据。

妇女如切除双侧卵巢,可能会给身体带来一定影响,但也绝不会变性。更何况输卵管绝育术只是切断或堵塞输卵管,并不损伤卵巢,卵巢仍然可以行使其正常功能,继续分泌女性激素,维持女性身心健康。因此,担心术后发生"变性"是完全没有必要的。

四、避孕方法的选择

121. 新婚夫妇采用哪些方法避孕好？

新婚夫妇大都比较年轻,刚刚建立甜蜜幸福的小家庭,除年龄较大者外,大多婚后不希望马上要孩子。但如果不采取有效的避孕措施,婚后就会立即受孕,随之带来的是怀孕后的早孕反应和妊娠、分娩等一系列问题,给新婚夫妇精神上及生活上增添负担,所以有计划地安排好生育的时间,会使婚后生活更加美满。

从男、女身心发育的特点来看,以 25～30 岁为生育的最佳年龄。这个时期工作、事业已初步奠基,身体发育完善,也具备了一定的经济基础,因此能顺利地完成妊娠、分娩及养育孩子的任务。凡不打算立即生育的夫妇,一定要做好计划生育,根据新婚期的特点选择有效的避孕方法,万万不可存有侥幸心理,或用人工流产术来代替避孕。

避孕方法很多,应选择对生殖道刺激性较小,安全,对今后妊娠不会带来影响的避孕方法。可根据自身的具体情况选择。比较适合新婚夫妇的避孕方法:

先用短效口服避孕药,1 个月以后可以改用避孕套。

探亲避孕药或短效口服避孕药是新婚期的首选避孕措施。因为,口服避孕药效果可靠,服用方便,对性生活没有任何影响,特别是探亲避孕药,不受月经周期的限制,所以适用于大多数的新婚夫妇。

左炔诺孕酮速效探亲避孕片、上海探亲Ⅰ号避孕片及天津探亲避孕丸的服用方法:婚前 1 天开始服药或性生活前 8 小时开始服第 1 片,新婚当晚服 1 片,以后每晚服 1 片,连服 14 天,停药后即可行经。探亲避孕药的优点是:①服用方便,不受月经周期的影响。②不干扰性生活,适合新婚初次性交和性生活频繁的特点。③按规定服满 14 天,效果可靠。由于药物的剂量较大,只能服 1 个周期,不应经常服用;患慢性肝炎、肾炎者不宜服用;严重的月经不调,如月经稀发或经常闭经者慎用。如愿改短效口服避孕药者,可于来月经第 5 天开始服药,或月经后改用工具避孕,男用避孕套也是新婚期较好的一种避孕工具。

122. 已有 1 个孩子的夫妇应采用哪些方法避孕?

已有 1 个孩子的夫妇,宜采用长效、安全、可逆的避孕方法。

(1)宫内节育器:是我国育龄妇女最常用的避孕方法。它安全、可逆、有效率高达90%左右。一般在月经净后3~7日放置。但首先要经医师检查确定是否能用宫内节育器,并协助选择适宜的类别及型号。金属单环最长可放置20余年,曼月乐、T型、V型等节育器可放置5~10年。必要时,随时可以取出;一般到期时取出或更换。

(2)各种长效口服避孕药或避孕针及阴道环等:这些方法均须在医生指导下使用。

(3)皮下埋植法:适用于育龄期妇女,可在有条件的医院进行植入,植入一次可避孕4~5年。

(4)永久性避孕方法:采用男性避孕套或女性外用避孕法不能坚持避孕多次行人工流产者,夫妇双方可在孩子10岁以后,避开小儿易感传染病的年龄,考虑采取永久性避孕措施,如男方的输精管绝育术或女方的输卵管绝育术。

123. 已有2个孩子的夫妇应采用哪些方法避孕?

已有2个或2个以上孩子的夫妇不需要再生育了,若双方同意采取永久性的避孕措施,可行男子输精管绝育术或女子输卵管绝育术,这是一劳永逸的办法,从此再不受怀孕的困扰。若有顾虑,也可以采取其他的长效避孕措施,如长效避孕针、药,放置宫内节育器或皮下埋植避孕法等。

124. 两地分居的夫妇应该如何避孕?

夫妇因工作或学习等原因而两地分居,1年之内仅有1次或数次团聚,而且时间都不长。一旦久别重逢,犹如新婚夫妇,感情易冲动。在此期间性生活较频繁,如不注意避孕就易怀孕。因此,绝不能采用安全期避孕法,因为它不可靠。最好采用以下安全、可靠的避孕措施。

(1)各种外用避孕工具:如避孕套、阴道隔膜、外用避孕药膜等。

(2)探亲避孕药:它不受月经周期的影响,可在探亲当日中午服1片,晚上再服1片,以后每日1片,坚持服满14天。若探亲未结束,可改服短效口服避孕药。两种药物共服22天,停药后月经来潮。

(3)短效口服避孕药:服药前应计划好探亲日期,在当月月经来潮的第1天或第5天开始服用,每日1片,一直服用21~22天。

(4)宫内节育器:可作为房事后的补救措施。一般在房事后72小时内,经医院检查后放置。最好放一枚带尾丝的宫内节育器,以便取出。1年内探亲次数频繁者,可继续放置。如果1年只探亲1次,探亲结束后就可到医院取出。

探亲时间短不必采用长效避孕措施。

125. 更年期妇女还要避孕吗?

妇女更年期通常在40～55岁,当今随着人们生活水平的提高,绝经年龄有推迟倾向,有些妇女在55～56岁还未绝经。此期妇女的卵巢功能逐渐减退,常出现月经周期紊乱,但在绝经前,卵巢偶尔会排卵而致怀孕,因此仍应坚持避孕。可以选用以下方法:

(1)原放置宫内节育器者仍可继续使用,至闭经6个月至1年内取出。

(2)采用避孕套、阴道隔膜等外用避孕工具。

(3)采用各种外用杀精剂,如外用避孕药膜或避孕栓剂等。

更年期妇女往往有潜在的心血管疾病高危因素,特别有吸烟史者,一般不宜使用口服避孕药。然而绝经早(45岁前),不吸烟,又无心血管疾病高危因素的妇女,若绝经症状明显,还希望有月经来潮者,还是可以采用低剂量短效口服避孕药。由于更年期妇女生育力低,且逐步走向绝经,此时不适合放置宫内节育器或采用其他的长效避孕措施。

126. 患病期间的妇女应如何避孕？

患病期间按病程的急性、慢性阶段及病种的不同,避孕方法的选择比较复杂。可参考以下建议:

(1)急性疾病,如大叶性肺炎,急性肝炎、肾炎等的患病期间应禁欲,以防止病情加重和夫妻间交叉感染。

(2)慢性疾病,如慢性肾病、心血管疾病、糖尿病、严重高血压、乳房肿物、卵巢或子宫肿瘤、月经不调等患病期间,可采用避孕套,各种外用避孕药、具等避孕,不宜采用避孕针、药。

(3)重度贫血、月经过多、生殖器炎症、子宫口过松、中度以上阴道膨出及子宫Ⅱ～Ⅲ度脱垂者,宜采用避孕套或避孕针、药等避孕,不宜放置一般的宫内节育器或使用女性外用避孕药、具。

(4)夫妇一方患乙型肝炎,为避免通过精液或阴道分泌物传染给对方,最好采用男用避孕套。

127. 子宫内膜异位症采用哪些避孕方法好？

异位的子宫内膜在卵巢激素的影响下,发生周期性出血,形成病灶并引起症状者,称为子宫内膜异位症。约2/3的患者有程度不同的痛经,30%～40%的患者合并不孕,还有少数人因卵巢巧克力囊肿破裂引发急腹症。总之,该病极大地干扰了妇女的生活与工作。

　　子宫内膜异位症的病因目前还不清楚,但普遍认为其发病与月经血逆流,携带异常干细胞的子宫内膜碎片在盆腔脏器及腹膜上种植生长有密切关系。

　　目前,对该病的主要治疗方法是采用手术去除病灶,或用激素类药物使病灶萎缩以缓解症状,改善生育功能。常用的激素疗法,包括假孕疗法、假绝经疗法及可逆性去势疗法。

　　这类妇女多数具有生育能力,因此还是需要避孕的。在选择避孕方法时要考虑的问题包括:①不会促进月经血逆流。②最好对子宫内膜异位症有治疗作用。

　　一般的宫内节育器放置后月经量往往会增多,从而增加了经血逆流的机会,因此子宫内膜异位症患者不宜使用。

　　选用避孕套避孕,对疾病不会有不利的影响,但也无治疗作用。

　　推荐用女性短效口服避孕药,该药是以孕激素为主的药物,是子宫内膜异位症假孕疗法常用的药物,不但有避孕作用,同时又能治疗疾病或延缓疾病复发,而且经济、简便,可以长期应用。

128. 月经量多的妇女用什么方法避孕好？

有些妇女没有子宫肌瘤、子宫肌腺症，也不是功能失调性子宫出血，又没有血液方面的问题，月经周期非常规律，只是月经量特多，往往顺着大腿流并伴有血块，患者常引起贫血，自觉头晕、疲惫无力。临床上对此症处理常感棘手。

这类妇女不能使用一般的宫内节育器，否则月经量会更多而有碍健康；左炔诺孕酮宫内缓释系统（曼月乐）作用于子宫内膜局部，使内膜萎缩变薄，月经量往往会逐渐减少，甚至闭经，可以考虑应用。然而在放置初始阶段月经量还没有明显减少时，需警惕月经期被冲出来。

采用避孕套不会使月经量减少，但需要夫妇双方配合默契。

若选用女性短效口服避孕药，在避孕的同时还能使月经量减少，不失为一个最佳选择。

129. 经前紧张综合征选用哪种避孕方法好？

经前紧张综合征是指妇女在每次月经期前 7～10 日出现包括水肿、头痛、乳房胀痛等一系列体内水、钠潴留的症状。症状的轻重因人而异,严重时极大地干扰妇女的生活与工作。

　　经前紧张综合征的妇女虽然可以采用任何的避孕方法,但女性短效口服避孕药——优思明是最理想的选择,因该药中的孕激素——屈螺酮能消除身体内潴留的水分,在避孕的同时还能有效地缓解经前紧张综合征的各种症状。

五、人工终止妊娠

130. 什么是人工终止妊娠？

人工终止妊娠常是针对避孕失败而采取的一种补救措施，有时则是因为孕妇患重病，继续妊娠会危及生命，或是胎儿问题（胎儿畸形或严重遗传病）而需要终止妊娠。可以采用手术将胚胎组织取出，或用药物促使胎儿及其附属物排出。依终止妊娠时间的不同，可分为早期终止妊娠（孕 12 周内）、中期终止妊娠（孕 13～24 周内）两种。偶有超过妊娠 24 周需要终止妊娠的特殊情况。终止妊娠愈早，方法相对简单，对妇女身心的影响也愈小。

终止早期妊娠的方法，常用的是人工流产术（负压吸引人工流产术）及药物流产。终止孕 16 周后的中期妊娠，常用的是利凡诺羊膜腔注射引产法，剖宫取胎术现已极少应用。介于早期、中期妊娠之间者，用的是药物引产及清宫术或钳刮术。

131. 人工终止妊娠的适应证和禁忌证是什么？

人工终止妊娠也是一种手术，凡手术都是有其适应证与禁忌证的。

(1)人工终止妊娠的适应证:①非意愿妊娠(含避孕失败或无保护性生活),要求终止妊娠而无禁忌证者。②夫妇任何一方患有严重遗传病或屡次分娩同类严重畸形胎儿等,不符合优生者。③身患各种疾病不能继续妊娠者。

(2)人工终止妊娠的禁忌证:①各种疾病的急性期或病情危重阶段。②急性生殖道炎症,如滴虫性阴道炎、真菌性阴道炎、脓性白带等,需治愈后方可施行手术。③妊娠剧吐,病情危重未予初步纠正者。④术前体温在37.5℃以上者。⑤术前3日之内有性生活史者。

132. 什么是药物流产?

育龄妇女意外怀孕需要终止妊娠时,最好是在早孕阶段,这样对身心损害小,优于钳刮术及中期引产。药物流产是终止早期妊娠常用的方法。曾使用过天花粉、芫花萜、前列腺素、米非司酮等药物,通过不同途径给药,如置于宫腔、阴道,或口服等方式。药物被吸收后,通过拮抗黄体功能,或直接损坏蜕膜、滋养叶细胞等,而促使胚胎及其附属物排出。

目前,普遍应用的是米非司酮配伍米索前列醇的引产方法。该法相对安全,并发症较少,简便易行,适用于终止 7 周内的早孕,特别适用于具有人工流产高危因素者。

药物流产的主要问题是:流产后约 20％的妇女阴道出血时间可长达 2～4 周或更长,还有 5％～10％不全流产需要施行清宫术。由于出血时间长,如不注意卫生,容易引发生殖道感染,导致日后不孕。

133. 药物流产的适应证和禁忌证是什么?

药物流产也需要掌握适应证与禁忌证。

(1)适应证:①停经 49 日内,确诊为早孕,年龄在 40 岁以下,自愿要求终止妊娠的健康妇女。②具有高危人工流产因素,如哺乳期、近期剖宫产、近期人工流产术、连续多次人工流产、子宫极度前屈或后屈、生殖道畸形、子宫穿孔史、脊柱或肢体畸形不能采取膀胱截石位等。③对手术流产存有恐惧心理。

(2)禁忌证:①米非司酮药物禁忌,如内分泌疾病(如肾上腺疾病、糖尿病、甲状腺疾病等)、肝或肾功能异常、各种器官的良性或恶性肿瘤、血液病或血栓性疾病、高血压等。②前列腺素药物禁忌,如心脏病、青光眼、哮喘、胃肠功能紊乱和过敏体质者。③戴宫内节育器妊娠者。④可疑宫外孕者。⑤吸烟＞10 支/日或嗜酒者。⑥药物流产后不能进行随诊者。

134. 药物流产的作用机制是什么？

在抗早早孕及抗早孕药物中,有些因用法较繁琐,如天花粉、芫花萜等需宫腔置药,不良反应大,且成功率低而逐渐被淘汰。20世纪80年代初期,法国首先合成一种抗孕酮的甾体药物Ru486,1985年后我国也合成该药,现名米非司酮。米非司酮作为一种抗孕激素药,具有抑制排卵、抗着床、扩张和软化宫颈的作用,但单独使用的抗早孕效果并不理想,完全流产率仅有60%左右。经国内外数万例的临床试验研究证明,该药物与小剂量前列腺素合用,是当今最成功的抗早孕药物,可使早孕妇女完全流产率达90%～95%。其作用原理如下:

(1)米非司酮:主要是抗孕激素作用。①竞争结合孕酮受体,阻断孕酮的助孕作用,导致蜕膜坏死、出血,绒毛退化,促使黄体溶解,激发内源性前列腺素产生。②作用于下丘脑和垂体,抑制促性腺激素分泌,致使黄体溶解。③促进宫颈胶原纤维的分解,软化宫颈。④增强子宫肌肉对前列腺素的敏感性。

(2)前列腺素:常用的有卡孕栓、米索前列醇有以下主要作用。①子宫收缩致使宫腔内压力升高,胎盘绒毛内血管收缩,局部缺氧,蜕膜组织变性坏死等。②子宫收缩,促使胚胎及其附属物排出。③抑制宫颈胶原纤维合成,宫颈变得松软,容易扩张。④动物实验中观察到有溶解黄体作用。

以上 2 种药物的配伍应用,能起到抗着床、软化宫颈、诱发宫缩,从而达到流产的目的。

由于药物流产简便、安全、有效、不良反应较少,是当今常用的终止早孕的方法之一。

135. 如何进行药物流产?

药物流产有不少优点,但也有它的局限性及不良反应,因此不能像感冒发热时,自己到药房买几片 APC 吃那样简单。为了保证妇女健康,严格禁止在一般药房出售流产的药物。药物流产必须在有条件的医疗机构中进行,进行药物流产的程序如下。

(1)用药前严格筛选,包括询问病史,进行全身体检和妇科检查,实验室检查包括尿妊娠试验、阴道清洁度、滴虫和真菌、血常规和血型,乙肝表面抗原、艾滋病抗体、梅毒血清反应及 B 超检查。阴道炎者需先治愈炎症。

(2)医生详细交代服药方法、药物疗效及可能出现的不良反应,用药者知情同意后方可用药。

(3)常用米非司酮150毫克,可以顿服或分次于 2～3日内服完;也可用复方米非司酮(米非司酮 30 毫克及双炔失碳酯 5 毫克)1 片/日,共服 2 日。要求空腹,用温开水送服。于服药第 3 天,到医院用米索前列醇 600 微克顿服,并在医院观察 6 小时。

(4)流产过程的监护应在医院观察期间,除注意血压、脉搏、药物不良反应外,所排出的大小便均需保留在干净便盆内,由专人检查并记录有无胎囊排出及其排出时间,观察胎囊大小、是否完整和出血量。如在胎囊排出前后有活动性出血,可给缩宫药或立即刮宫止血。

(5)观察 6 小时,如胎囊仍未排出,出血不多者,可回家,按医师规定日期随诊。如在家中排出组织物,须带给医师查看。

136. 怎样评估药物流产的效果?

药物流产的成功率为 90%～95%。换句话说,药物流产的不全流产及失败率比人工流产术要高。

药物流产效果的评估:

(1)完全流产:用药后自然排出完整胎囊,或虽未见明确胎囊排出,但经 B 超、血或尿人绒毛膜促性腺激素(hCG)测定证实已完全流产,阴道出血自行停止,月经按期复潮。

(2)不全流产:用药后未见胎囊排出,B 超证实宫腔内有残留物,或已见胎囊排出,但因出血过多、出血时间长或妊娠试验不按时转阴等,则需行清宫术。

（3）失败:用药后8日内未见妊娠物排出,B超证实宫腔内有完整胎囊或有胎芽、胎心搏动,最终用负压吸引终止妊娠。

后两者加起来可以达到5%～10%。

137. 药物流产有什么不良反应？应如何防治？

当今药物流产使用的米非司酮用药量,仅为最初药量的1/4～1/3,甚或更低,因而不良反应并不明显,主要是加重早孕反应及乏力等。前列腺素以胃肠道不良反应为主,如恶心、呕吐、腹泻及由于子宫收缩产生的下腹痛,个别人有发热、头晕、皮肤潮红及发麻等症状。为减少胃肠道反应,在用药前后可服用复方地芬诺酯或甲氧氯普胺(胃复安),腹痛严重者可予以哌替啶(度冷丁)或阿托品类镇痛解痉药。但要避免使用对抗前列腺素的吲哚美辛(消炎痛)、氟芬那酸或水杨酸类制剂。

少数孕妇服用米非司酮即可流产。80%孕妇在加用前列腺素类药物后6小时内排出胎囊,约10%孕妇在服药1周内排出。因此,只要有出血情况,就要注意观察排出物。如在家中已排出组织物,须带给医师查看,以确定是否为胎囊或绒毛组织。

无论排出胎囊与否,均应按医师规定的时间在用药后 8～15 天内进行随诊,以确定药物流产效果。当确定药物流产失败或流产不全时,必须行人工流产术或清宫术。此间若出血量多也要及时就医。

　　流产排出物中即便看到胎囊,由于子宫蜕膜组织是慢慢排出的,故出血时间会较长,平均 18～20 日。部分妇女会因出血多、时间长而发生贫血;此时若不注意卫生,可并发子宫内膜炎、盆腔炎等。因此,药物流产必须在具备急诊刮宫手术和输液等条件的医疗机构,由专门培训过的医师筛选指导下施行。做好流产后注意事项,并需按规定服药、观察、随诊,以便及时发现问题,给予处理。妇女若在药物流产后发生阴道大出血、腹痛、发热等异常情况时,应紧急就医。

　　流产后,必须采取有效的避孕措施。临床上发现不少妇女药物流产后尚未来月经,或短期内再次妊娠的情况。事实上,无论是人工流产或药物流产,对孕妇的身心健康都有一定影响,故以少做为好。

138. 人工流产术有哪几种方法? 术后应注意什么?

　　计划外妊娠或因疾病不能继续妊娠的妇女,应尽早终止妊娠。人工流产术是终止早期妊娠的方法之一,对身心的不良影响相对较少。我国目前采用的人工流产手术有2种。

(1)诱导月经法:适用于妊娠6周以内者,所用的吸管为可弯曲的塑料管。它有两个相反方向带斜面的开窗,周径4～6毫米,另一端接上50毫升的针筒,用针筒制造负压以将宫腔内容物吸出。当今,该法在临床很少应用。

(2)负压吸引法:是目前最常用的方法。它适用于10周以内的妊娠,利用负压吸出胚囊、胚胎组织和蜕膜,使妊娠终止。妊娠9周以上者,需住院手术。负压吸引法比较简单,相对安全,但毕竟是盲操作,仅凭术者手感,有时还会发生一些并发症。术前孕妇应如实向医生讲清病史,说明哺乳否,以及既往人工流产的次数、时间,以便医生做好应对措施,以保证手术的安全。术前要做妇科及全身检查和必要的化验检查等。术前3日禁止性交;术前1日洗澡,更衣,携带干净内裤、月经带和卫生纸。手术日清晨禁食,术前要排空小便。术中若有不适感,应立即告诉医生和护士,切忌乱扭动身体,以防发生子宫穿孔。术者必须查清子宫的位置、大小;消毒外阴、阴道、宫颈;可用0.25%～0.5%盐酸利多卡因溶液,行宫颈两侧浸润麻醉;用探针轻轻探测宫腔深度,再决定选用不同型号的吸管及相应的负压施术(表2)。

放入吸管时,一定要顺着子宫的方向将吸管头部送达子宫腔底部,遇到阻力后退回一点,然后稳、准、轻、柔地吸引,直至吸空宫腔。术后检查吸出物有无绒毛、胚囊及胚胎组织。要求放置宫内节育器者,术前须与医生讲明,以便酌情安排。

表2　妊娠时间和吸管、负压的选择

妊娠时间	吸　管	负　压	
		毫米汞柱(mmHg)	千帕(kPa)
6周以内	5、6号	350～400	47～53
6～7周	6号	400～450	53～60
7～8周	6、7号	450～500	60～67
8～9周	＞7号	450～500	60～67

门诊手术者,术后休息1～2小时后,由家属陪送回家。术后2周内有少量出血为正常现象。术后1个月内禁止性生活和盆浴,注意外阴清洁,使用清洁卫生纸和月经带,以防感染。术后要坚持避孕。

139. 药物流产或人工流产术前为什么要做B超?

人工流产或药物流产,术前行B超检查非常重要,B超检查可以确定子宫腔内是否有胎囊,只有看到子宫腔内有胎囊才可以行流产手术。

若没有看到胎囊则不能进行流产（含药物流产及人工流产）。没有胎囊有 2 种可能：①停经时间短，胎囊极小，B 超尚不能显示，需再隔期复查。②胎囊种植在子宫腔以外的部位，也就是发生了异位妊娠即宫外孕，需要进一步检查或严密观察。若在未见到胎囊的情况下贸然行流产手术，是无胎囊排出或容易漏吸小胎囊；再者，异位妊娠得不到及时诊断，终致发生急腹症危及患者生命，还遭受一次不必要的痛苦。

140. 什么是无痛人工流产术？

采用麻醉镇痛技术施行人工流产手术，使受术者在术中意识消失，无疼痛感觉，称之为无痛人工流产术（简称无痛人流）。这是国内近年来开展的一项人性化服务措施，使广大接受人工流产手术的妇女不必再遭受痛苦。

手术必须在妇科医师和麻醉科医师共同参与下完成。手术步骤与常规人工流产术相同，只是在手术开始前给患者静脉内注射麻醉剂，如异丙酚等，该药起效快，镇静作用强，持续时间短，手术完成后 5 分钟内受术者即可恢复意识，20 分钟可以完全清醒，不会留下任何后遗症。

141. 人工流产术存在哪些风险？

人工流产术虽然操作简单,但它毕竟是一项盲操作,仅凭术者手感,难免会发生一些并发症。术中及术后可能出现的问题有以下几种。

(1)出血:术中出血常因孕周较大,而选用的吸管较小,负压不足,未能迅速将胎囊及胚胎组织吸出,致使子宫不能很好地收缩而出血。若能选用适当的吸管及负压,术中迅速清除宫腔内容物,此类出血便可避免。

(2)子宫穿孔:人工流产术是一项盲操作的手术,全凭医师的手感。若子宫位置不良(重度前倾屈或后倾屈)、宫颈发育不好、年龄<20岁或>50岁(子宫颈、阴道组织的弹性差,子宫收缩力弱)、哺乳期子宫较软、子宫畸形等因素,常会给手术带来困难,甚至发生子宫穿孔。子宫穿孔时,孕妇突然感到下腹部剧烈疼痛,伴有恶心、呕吐、肛门下坠,严重者面色苍白、出冷汗、四肢发凉,甚至昏厥等。此时,应立即停止手术,收入院观察。若穿孔小,如探针穿孔,用抗生素和缩宫药治疗数日即可好转。当保守治疗无效,出现腹部压痛、反跳痛及腹肌紧张等,表明有内出血或脏器损伤的可能,则需要及时剖腹探查,以确保受术者的健康与安全。

(3)宫腔残留物:人工流产后,仍有胚胎组织残留于宫腔,则为不全流产,可能引起大出血,需要及时行清宫术。有组织残留易招致感染,表现为子宫收缩不良,阴道持续出血,量或多或少,阴道流出物有臭味,伴发热及下腹痛,需要及时就医。若组织堵在宫颈口,应在抗感染的同时,消毒局部,钳出残留的组织,术后给以抗生素及缩宫药。人工流产3周后,若出血不断,妊娠试验阳性或B超显示宫腔有残留时,应行清宫术,并酌情抗感染治疗。

(4)漏吸:术后,早孕反应仍存,尿妊娠试验阳性,B超证实宫腔内有胎囊或胎儿,表明手术未能将其吸出。可能由于子宫畸形,如双子宫、纵隔子宫等,术中只吸了一侧宫腔,而在另一侧宫腔中的胎儿还在继续生长或是子宫位置过度前屈、后屈,术中未能将胚胎组织吸出。遇此情况应由有经验的医师再补做人工流产。术前细致的B超检查可以发现大多数的子宫畸形,从而避免漏吸的发生。

(5)空吸:一般是因为误诊为妊娠,或妊娠试验假阳性而施术的;也有可能为异位妊娠。吸出的组织经病理检查未见到绒毛组织时,应检测血人绒毛膜促性腺激素(hCG)及复查B超,警惕异位妊娠的可能。术前B超确定宫内有胎囊再做人工流产则可避免这类情况。

(6)人工流产术后感染:术后1~7天内,出现发热,腹痛,阴道分泌物增多及有臭味等,表明发生了感染。细菌可能来源于自身感染或由外界侵入。前者多是术前阴道炎症没有很好控制所致,常见的致病菌是厌氧链球菌,偶见由乙类溶血性链球菌引起者。细菌寄生于阴道内,术后机体抵抗力下降,细菌乘虚而入。另外,身体其他部位感染灶中的细菌,术后也可经血液循环播散到生殖道而引起感染。细菌由外界侵入引起感染,常发生在术中或术后,如手术器械、敷料、手套等消毒不彻底等;人工流产术后过早性交,个人卫生习惯差等引发。

由于细菌毒力的强弱和机体抵抗力的不同,疾病的轻重和发展也不同,轻者可为子宫内膜炎,重者导致盆腔炎、腹膜炎,甚至发生感染性休克而危及生命。

人工流产术后感染应以预防为主。术前应治愈生殖道炎症及其他感染;术前 3 日禁性交;手术器械要彻底消毒;术中严格执行无菌操作;遵从术后注意事项,术后感染是完全可以避免的。

142. B 超监测下做人工流产术有什么优点?

众所周知,人工流产手术是一种盲操作手术,就是我们的眼睛不能直视到宫腔内的情况,只能凭医师的感觉来施行手术。这样就难免会出现一些并发症,如子宫穿孔,漏吸(未吸到胚胎),人工流产不全等;偶有合并子宫畸形或子宫肌瘤等,使宫腔变形较大的情况,在手术中因吸管触不到胎囊而使手术失败,且病人还会遭受较大的痛苦。

B超监测下人工流产手术,使术者能通过影像看到子宫及子宫腔的情况,确定胎囊的位置,从而大大增加了手术的成功率及安全性,减少了子宫穿孔、漏吸及不全流产等并发症的发生。

143. 什么是人工流产综合征?

人工流产综合征又称心脑综合征。术中,有些患者精神过度紧张,在行扩张宫颈、负压吸引或钳刮术时,局部组织受到强烈刺激便可引起迷走神经兴奋,患者表现面色苍白、出冷汗、心动过缓、血压下降、头晕、呕吐、胸闷,严重者可发生昏厥,甚至抽搐。多数发生在手术将结束时,一般在术后数分钟内可逐渐恢复。

为避免人工流产综合征的发生,患者应控制情绪,尽量放松;术者操作要稳、准、轻柔。一旦出现症状,给予阿托品0.5毫克,肌内注射,还可采用针刺人中穴,必要时可给予吸氧或静脉注射地塞米松等,症状会很快缓解。无痛人工流产术可以避免该综合征的发生。

144. 人工流产术远期有什么并发症？应如何防治？

人工流产术后远期并发症及其防治方法如下：

(1)宫颈管粘连：月经周期规律者，人工流产术后约30天月经就该复潮了。若月经逾期不来，伴剧烈下腹痛，则应及时就医。经B超检查证实宫腔内有积液时，表明宫颈管有粘连，阻止了经血外流。医生在消毒情况下，扩张宫颈分离粘连，经血流出后，腹痛会立即缓解。否则，宫腔内积血逆流入盆腔，容易引起子宫内膜异位症。宫颈管粘连是人工流产术后较常见的并发症。

(2)闭经或月经量少：人工流产术后无月经来潮，首先要排除再怀孕。理论上讲，虽可因术中操作不慎，子宫内膜基底层受损伤所致。实际上一次人工流产术是难以将内膜全部破坏，需反复多次人工流产损伤子宫内膜后，才有可能导致闭经或月经量减少；术后如发生宫腔粘连，常常表现为月经量减少。另外，妇女月经量不是一成不变的，有时多些，有时少些是常有的事，只有月经量明显减少时才需要进一步检查。

(3)子宫内膜异位症：少数患者原无痛经，术后出现了痛经，并逐渐加重时，则要考虑子宫内膜异位症的可能。由于术中使用负压，导致部分子宫内膜碎片逆流入盆腔;或因宫颈管粘连未得到及时处理,经血逆流入盆腔引起。遇此情况应及时就医。经妇科检查、B超等辅助检查可作出初步诊断,经腹腔镜检查可以确诊及进行治疗。

(4)妊娠期并发症增加:由于多次人工流产,手术损伤了子宫内膜。怀孕后胎儿得不到充足的营养,只有增大胎盘面积才能获取足够的营养,胎盘面积增大发生前置胎盘的几率增多;胎儿营养供给不足可导致胎儿生长受限;流产、早产的几率也增加。因此,育龄夫妇应采取安全可靠的避孕措施,绝不能以人工流产代替避孕。

(5)产后出血发生率增加:多次人工流产,子宫内膜受损,容易发生胎盘粘连或胎盘绒毛植入子宫肌层,产后胎盘不能正常地剥离而影响子宫收缩;前置胎盘时,胎盘剥离后子宫下段收缩不良均可能导致产后大出血。

145. 什么是高危人工流产?

高危人工流产是指受术者存在某些使人工流产术时容易发生困难或增加手术并发症的危险因素,如特殊体质、全身性疾病、生殖道畸形或子宫位置异常、剖宫产后近期怀孕、哺乳期受孕或近期人工流产史等,均会给人工流产手术带来风险,甚至出现意外损伤等。因此,凡属高危人工流产的孕妇均应住院,并请有经验的术者施术,必要时还需要请有关专科会诊,协助处理,以确保安全。术后应加强避孕指导,防止再发生非意愿妊娠。

146. 人工流产术的高危因素有哪些?

人工流产的高危因素有以下几种:

(1)年龄≤20岁或≥50岁:不足20岁少女的生殖道尚未发育成熟;50岁或以上的妇女生殖道组织的弹性减弱及宫颈变硬,均不利于手术操作。需做好术前准备,如放入宫颈扩张棒,以减少宫颈扩张的困难,避免生殖道损伤。

(2)6个月内有终止妊娠,或1年内有2次人工流产史:术中子宫损伤的风险增加。

(3)剖宫产术后6个月内或哺乳期闭经者:子宫瘢痕或子宫质软容易发生子宫穿孔。

(4)生殖道畸形或子宫肌瘤:生殖道畸形合并妊娠的发病率虽然仅为0.14%左右,但对手术操作不利。如已知有生殖道畸形者,应主动告诉医生。医生通过仔细检查,明确了生殖道畸形的种类,如双子宫、双角子宫、纵隔子宫、阴道纵隔等,便于采取应对措施,如双子宫一侧妊娠,医生要做两个宫腔的吸引术,以免漏吸或术后未孕侧子宫蜕膜排出及出血。

子宫肌瘤合并妊娠时,由于子宫肌瘤常使宫腔变形、变大,子宫颈肌瘤更会造成手术困难。了解这些情况,必要时安排在 B 超监测下施术,以保证手术成功。

(5)子宫高度倾屈或宫颈暴露困难:会给手术带来困难,术前放入宫颈扩张棒;术时可采用止痛药、静脉麻醉,或在 B 超监测下手术等更为稳妥的措施。

(6)胎盘粘连及产后大出血史:术前应检测血型及备血,一旦发生出血,便能得到及时的抢救。

(7)子宫穿孔史或阴道宫颈穿破史:手术时,在原来穿孔的部位可能再次发生穿孔。因此,术前应做好一切准备,如必要时采用适当的麻醉方式,或放入宫颈扩张棒等,以保证手术的安全进行。

(8)脊柱、下肢、盆腔病变不能采取膀胱截石位:将给手术操作带来很大困难,还容易使手术做得不彻底或带来副损伤。必要时可采用全麻,以便纠正体位,并应由有经验的医师操作,以防发生意外。

(9)合并严重内科疾病或有出血性疾病史:应请有关科室会诊,使受术者得到妥善处理。

147. 人工流产术后有什么注意事项?

人工流产术后有些重要的注意事项必须向受术者交代。

(1)适当休息,增加营养。

(2)预防感染,2 周内或出血未停时禁盆浴,1 个月内禁性生活,术后口服抗生素。

(3)异常情况,术后子宫收缩可有腹痛,通常 30 分钟后逐渐减轻,若不减轻反而加重应及时就诊;术后,阴道出血量各人不同,但一般少于月经量,并逐渐减少,2 周内出血应停止,若出血量多或持续不断应到医院检查。

(4)手术后即应考虑日后的避孕问题,人工流产不能代替避孕,医生应酌情推荐可行的避孕方法。

(5)术后 1 个月,最好是来过 1 次月经后复查。如月经逾期不来,伴剧烈下腹痛应及时就医。

148. 人工流产术后月经不按时来该怎么办?

以往月经规律,按时来潮的妇女,人工流产后第一次月经应该在手术后的 1 个月左右来,但个别人可能会提前或推迟。若平时月经不规律者,就很难预测其术后第一次月经来潮的时间了。

当月经推迟不伴有腹痛者,仍可以观察;若月经后延并出现剧烈腹痛则应立即就诊,经医师检查确定有宫颈管粘连时,需及时扩宫疏通,以免经血排不出来而逆流入盆腔引发子宫内膜异位症。

149. 多次行人工流产术对妊娠、分娩有什么影响?

多次行人工流产术,往往会损伤子宫内膜,造成宫腔粘连、月经量减少,日后妊娠容易并发前置胎盘、分娩后胎盘粘连及产后出血等。人工流产手术后不遵循医嘱、不讲究卫生而引起盆腔感染、输卵管阻塞时,还可以造成继发不孕。

呼吁广大妇女为了自身的健康,应采取可靠的避孕措施,千万不可以人工流产来代替避孕。

150. 人工流产术后应该怎样避孕?

由于计划生育科学知识的普及,多数育龄夫妇知道人工流产术的诸多弊端,避孕是她们的迫切需求。那么,人工流产术后应该怎样避孕呢?

(1)人工流产术同时放入宫内节育器:如果孕期在7周以内,人工流产术后子宫收缩比较好,宫腔在8厘米左右,便可以放置宫内节育器,这样可以减少再一次放置手术的痛苦。

(2)采用口服避孕药:人工流产术后,医师检查条件合适者可及时服用短效口服避孕药,也可以采用长效避孕针、皮下埋植、阴道环等方法避孕。

151. 药物引产及清宫术适用于什么情况?

药物引产适用于 10～14 周妊娠,因为此时如果进行钳刮术要冒较大的风险,容易发生各种并发症;且由于孕月又不够大,羊膜腔内注射药物引产不容易成功。近年来,国内较为普遍应用的是口服药物引产(米非司酮 50 毫克,早晚各服 1 次,共 2 日,或早 50 毫克,晚 25 毫克,共 2 日。第 3 天,服米索前列醇 600 微克,每 3 小时 1 次,未能流产时可服 3 次),大部分在服药过程中流产,于流产后给予清宫。个别孕妇服药后出血多,应及时行钳刮术。药物引产及清宫术相对简便、安全。

由于药物有一定的不良反应,病人若有青光眼、哮喘病、高血压及心脏病等,则不适宜采用该法引产。

152. 什么是钳刮术? 有哪些适应证和禁忌证?

钳刮术是指在妊娠 11～14 周终止妊娠时所采用的手术方式。因此时胎儿已较大,需要住院施钳刮术。适应证与禁忌证与人工流产术相同。

(1)适应证:①避孕失败而怀孕,要求终止妊娠。②夫妇任何一方有严重的遗传病或屡次分娩同类严重畸形

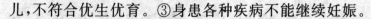

儿,不符合优生优育。③身患各种疾病不能继续妊娠。

（2）禁忌证:①各种疾病的急性期。②急性生殖道炎症,如滴虫性阴道炎、真菌性阴道炎、脓性白带等,未经治愈。③妊娠剧吐伴水电解质失衡,未得到初步纠正。④术前体温在 37.5℃以上。⑤术前 3 日内有性生活史。

153. 钳刮术有哪些并发症？怎样预防？

钳刮术较一般人工流产术复杂,适用于终止 11～14 周妊娠者,必须住院施行。此时,胎儿较大,手术操作也较为繁杂,如术前需放入宫颈扩张棒,或宫腔内置无菌导尿管等。又因胎囊内的羊水量较多,在钳取胎儿时,胎儿的骨骼易刺伤宫颈管,羊水会经宫颈的血管进入体循环,而出现羊水栓塞。羊水栓塞是一种严重的并发症,患者突然发生呼吸困难、颜面发绀、脉速、血压下降、出冷汗,甚至危及生命,多在破膜时发生。钳刮术的其他近期或远期并发症与人工流产术相同。

为了预防羊水栓塞的发生,术中应尽量先将羊水吸净后,再钳取胎儿组织;当然若能避免做钳刮术更好。强调妇女要做好避孕,一旦避孕失败,也应尽早行药物流产或人工流产手术,因为这些方法的风险相对要小得多。

目前,常以简便及相对安全的药物引产加清宫术来代替钳刮术。

154. 钳刮术后注意些什么？应怎样避孕？

钳刮术后应注意休息,加强营养,服用抗生素,酌情应用缩宫药。术后往往会有乳汁分泌,故应在流产后及时给予退奶。退奶的方法:西药有雌激素或溴隐亭;中药焦麦芽 50 克代茶饮、双乳外敷芒硝及针刺退奶等(详见 159 题)。无论采用何种方法退奶,均要求少进汤汁类食物。

钳刮术后应采取可靠的避孕措施,避免再次做人工流产术或钳刮术。根据个人情况可选用以下避孕方法:①宫内节育器。②各种女性长效、短效口服避孕药或阴道环等。③皮下埋植避孕法。④待孩子长大后可采用永久性避孕方法,如男或女绝育术。

155. 什么是中期妊娠引产？有哪些适应证和禁忌证？

中期妊娠引产是在妊娠 16～24 周采用药物或水囊等方法,促使胎儿及其附属物排出而终止妊娠。中期妊娠引产需住院施行。其适应证及禁忌证如下:

(1)适应证:凡是在妊娠 16～24 周,要求终止妊娠而无禁忌证者,可以施行此术。

（2）禁忌证：①各种疾病的急性期。②心、肝、肾等疾病不能负担手术。③凝血功能障碍、严重贫血或过敏体质。④子宫发育畸形、宫颈有瘢痕或粘连，胎儿排出有困难。⑤生殖器急性炎症未治愈，或阴拭子培养有致病菌且未经治疗。⑥24 小时内体温 37.5℃以上。

156. 中期妊娠引产的方法有哪几种？

中期妊娠引产的方法有两类，一类为水囊加催产素的引产方法；另一类为药物引产，如依沙丫啶（利凡诺）引产、天花粉引产、高渗盐水置换、芫花萜膜引产、甘遂引产、前列腺素引产等。根据国内条件，结合考虑方法简便，流产时间较短，用药量少，不良反应轻，并发症少，药源广，以及经济等因素，我国常用的是水囊加催产素引产和利凡诺引产，分别介绍如下：

（1）水囊引产：适合于终止 16～24 周的妊娠，妊娠期反复阴道出血者则不适用。

凡要求水囊引产者，均应经门诊检查合格后收入院。放水囊之前，要求阴道清洁度合格（1 度），可先冲洗阴道 3 天。放入水囊时一定要无菌操作。水囊是用双层避孕套制成，先煮沸消毒，然后放入宫腔内。根据怀孕的月份大小，医生掌握向囊内注入无菌生理盐水的量。注入后将水囊末端用丝线扎紧，阴道内填塞纱布 1 块。次日取出水囊及纱布,同时静脉滴注小剂量的催产素,以刺激子宫收缩。需有专人观察血压、脉搏及子宫收缩、腹痛等情况。如发现子宫收缩过强、宫颈口不开,应及时处理。待宫颈口开大,胎儿、胎盘娩出后,详查产道,有裂伤者要立即修补;胎盘、胎膜不全者,应行清宫术。流产后,给以抗生素、缩宫药及退奶药物。

(2)利凡诺引产:经过门诊检查合格后收入院。引产前要求先做利凡诺过敏试验。采用 1:5 000 利凡诺 5~10 毫升,装入滴眼液瓶内,滴入眼内 2 滴,20 分钟观察结果;也可用 1:4 000 利凡诺 0.1 毫升做皮内试验。如有眼结合膜或鼻黏膜充血、水肿、鼻塞、心慌、偏头痛、皮疹等,为利凡诺过敏。过敏者不能采用该法引产。引产前孕妇要清洁腹部皮肤、剃毛、排空小便。皮肤消毒后,将无菌的利凡诺药液 100 毫克,通过下腹部注入羊膜腔内。然后等待宫缩发动,宫颈口慢慢开大,最终将胎儿及其附属物排出。该法引产安全,成功率 95%~98%。其缺点是有少数孕妇在引产时体温升高,一般不超过 38℃,经抗生素治疗,可以迅速降至正常;另一缺点是蜕膜残留,以致大部分孕妇在胎儿、胎盘排出后,需做清宫术。

157. 中期妊娠引产有哪些并发症?怎样预防?

中期妊娠因孕周较长,胎儿较大,在引产中及引产后容易出现以下并发症：

(1)引产后出血：胎儿娩出后出血量达 400 毫升以上,称之为中期引产后出血。如果短时间内大量出血,病人会发生休克而危及生命。其原因:①子宫收缩无力。是引产后发生出血最常见的原因。子宫收缩无力不能使胎盘剥离面的子宫壁血窦闭合而出血。②胎盘问题引起的出血。胎儿娩出后,胎盘剥离不全、胎盘滞留或残留,都可以影响子宫收缩,导致出血。常需要行钳刮术、手取胎盘及清宫术。术后予以缩宫药,并用抗生素预防感染。③凝血功能障碍。见于血液病、重症病毒性肝炎等,凡有这些并发症者均应到有条件的综合医院去引产,必要时请有关科室会诊,共同处理,以防止产后出血。

(2)产道损伤：引产过程中由于宫缩较强,宫颈口开得慢及弹性差,而易导致产道裂伤,如后穹隆裂伤、宫颈裂伤或阴道裂伤等。发生裂伤后要立即修补。

另一种严重的损伤即子宫破裂。可见于畸形胎儿、子宫穿孔史、瘢痕子宫及多次人工流产史,以及催产素使用不当等。若能严格掌握引产的适应证与禁忌证;做好避孕,避免多次人工流产术;引产前做好各项检查,发现胎位不正、胎儿异常应进行妥善处理;引产中严密观察产程,正确使用催产素;疑有子宫破裂时,应立即施行小剖宫取胎手术。做好上述各项,子宫破裂是完全可以避免的。

(3)羊水栓塞:这是中期引产比较凶险的并发症。引产中由于宫颈管逐渐展平,宫口开大,局部小血管破裂;在强有力的子宫收缩下,宫腔内压力增高,胎膜破裂时,羊水不断涌入宫颈的小血管内引起羊水栓塞。患者表现呼吸困难、咳嗽、颜面发绀、烦躁不安、寒战、呕吐、出冷汗、胸闷,甚至抽搐等。检查时血压下降,脉搏增快,肺部有啰音。如未得到及时处理,可发生凝血功能障碍,阴道大出血、休克,急性肾衰竭而危及生命。

为预防其发生,应做到:①做好避孕。如发生计划外妊娠,应早期做流产手术。②如妊娠月份大而需要引产,应住院进行。③引产时防、控强烈的子宫收缩。④发生羊水栓塞后,要积极抢救,包括保持呼吸道通畅及正压供氧;维持有效循环血量;应用解痉药及抗过敏药物,如地塞米松、氨茶碱等;防治心力衰竭及肾衰竭;纠正酸中毒;应用抗生素预防感染;尽快清除宫腔内容物,防止羊水再继续进入母体循环。

(4)感染:在引产过程中或引产 2 周之内,产妇发热,体温达 38℃以上,伴寒战,特别是流产后持续高热 24 小时不退,常提示并发感染。患者表现下腹部疼痛,阴道流脓性或脓血性分泌物,有臭味,严重者血压下降、脉搏细速、腹部拒按并有压痛及反跳痛。导致感染的原因多是腹部皮肤未清洗干净;患者隐瞒私自堕胎史;术中无菌操作不严格;胎盘残留在宫腔内时间较长等。

预防措施:孕妇在引产前应禁房事1周,洗澡,将下腹部及阴部清洗干净;术中应严格执行无菌操作;流产后如有阴道出血、发热,应查明原因,给予相应处理;高热不退时,要做细菌培养,酌情采用大剂量广谱抗生素控制感染,防止感染扩散引起盆腔炎、腹膜炎或败血症等严重并发症。

158. 剖宫取胎术在什么情况下施行?应注意些什么?

孕妇在妊娠16～24周以内,因某些疾病,或生殖道畸形、严重的宫颈管粘连、胎盘位置低等要求终止妊娠,或中期引产失败,或已有1个孩子要求永久性避孕,而行剖宫取胎术、绝育术。目前已极少做这类手术。

如孕妇处于疾病的急性期,或病情危重不能承受手术者,需待病情稳定后才能施术。

准备行剖宫取胎术者,需经门诊查体合格后,收住院施术。术前孕妇要洗澡,尤其应洗净下腹及阴部并剃毛;术前插导尿管放尿,以避免术中损伤膀胱。通常是在局麻或连续硬膜外麻醉下,按无菌操作进行手术。一般采用下腹部纵行或横切口,按层切开腹壁,然后将子宫切一小口,先吸尽羊水,避免羊水栓塞,然后将胎儿、胎盘取出,逐层缝合子宫。缝合时,注意缝线不应穿过子宫内膜层,以免发生子宫内膜异位症。需永久性避孕者则行输卵管绝育术。然后关闭腹腔,注意不要将子宫内膜碎片遗留在切口中,以免日后发生切口子宫内膜异位症。

术后给以抗生素预防感染及退奶。出院后,应按医嘱进行随诊。

159. 中期妊娠终止后应该怎样退奶?

中期妊娠终止后,体内的雌激素水平下降,在泌乳素的作用下,妇女会感到乳房胀痛,并且有乳汁分泌,因此需要给予退奶。

退奶的方法如下:

(1)饮食方面:少吃油腻、少喝汤汁等流质食物。

(2)药物退奶:雌激素(结合雌激素 0.625 毫克/片,5～7 片/次,每日服 2～3 次,或戊酸雌二醇 6～8 毫克/次,每日服 2～3 次,连服 5～7 日),或溴隐亭 2.5 毫克,每日服 2～3 次,连用 1 周。

(3)中药退奶:焦麦芽 50 克,代茶饮。

(4)外用芒硝(皮硝)退奶:先做与乳房大小相同的 2 个纱布袋,每个袋内装入芒硝 100 克,铺匀,分别罩在左、右乳房上,外面戴上胸罩。每天更换敷袋,直到乳汁停止分泌。

（5）针刺退奶：取光明穴（外踝直上 5 寸，腓骨前缘）、足临泣穴（第 4、5 跖关节后 5 分），进针 1 寸深，中等刺激，留针 15 分钟。

160．中期妊娠终止后应该采用哪些方法避孕？

中期妊娠引产后，夫妇可根据个人情况选用以下方法避孕：

（1）放置宫内节育器，这是一种长效、安全、可逆的避孕方法。

（2）采用女性避孕药，如长效口服避孕药、短效口服避孕药、长效避孕针，或采用皮下埋植及阴道环（必须经医师全面检查合格后，方可使用）等。

（3）经夫妇同意，可采用永久性避孕方法，即施行男或女性绝育术。

六、避孕方法展望

161. 什么是避孕疫苗？其如何起到避孕作用？

避孕疫苗是采用生殖细胞（精子、卵子）或生殖相关激素的某些特异性抗原，通过基因工程及蛋白质工程技术，进一步提高其抗原性或引入外源生殖活性激素构建特异性强的多功能复合疫苗，给生育年龄的男女注射，使他（她）们体内产生抗体，阻断受精过程的不同环节，如影响精子的活动及受精能力、改变卵子透明带，使精子不能穿过或消除了滋养细胞层的免疫耐受等而达到避孕的目的。这就如同注射疫苗预防传染病的道理一样，不过避孕疫苗不是防病而是节育。

免疫避孕的研究是当前生殖健康领域科研的热点课题。避孕疫苗有抗精子疫苗、抗卵细胞透明带疫苗及抗人绒毛膜促性腺激素（hCG）疫苗等。国内在抗 hCG 疫苗及抗受精素（精子外层的一种特异蛋白）βDNA 疫苗等的研究取得了初步成果。美国研究的抗精子外层 eppin 蛋白质疫苗，阻断精子细胞膜蛋白质功能，使之丧失受精能力,呈现出可喜的苗头。印度研制抗 hCGβ 亚单位结合羊黄体生成素 α 亚单位,再与破伤风或白喉类毒素载体联结的合成避孕疫苗的一项大规模效力试验,已在其国内的健康育龄妇女中进行。

具有实用价值的避孕疫苗必须有可靠的避孕效果,这就要求产生的抗体要特异及足量,不影响机体内分泌功能,对身体近期、远期无害,有明确及稳定的避孕期限,停用后生育功能可以较快地恢复,恢复期能相对稳定。

避孕疫苗的研发虽然取得了突破性进展,但距临床应用恐怕还有相当长的路程。然而避孕疫苗的成功应用将会是人类生殖健康领域的重大变革。